全国高等职业教育护理专业教材

急救护理学
Emergency Care

主　编　高占玲

副主编　赵安飞　胡　静

编　者　（按姓氏拼音排序）

高占玲（山东中医药高等专科学校）　　王　璇（沈阳医学院）

胡　静（沈阳医学院）　　　　　　　　徐丽娜（菏泽医学专科学校）

宋　双（山东中医药高等专科学校）　　赵安飞（黑龙江农垦职业学院）

王柏舟（沈阳医学院）

北京大学医学出版社

JIJIU HULIXUE

图书在版编目（CIP）数据

急救护理学 / 高占玲主编 . —北京：
北京大学医学出版社，2013.1（2020.6 重印）
ISBN 978-7-5659-0495-0

Ⅰ . ①急…　Ⅱ . ①高…　Ⅲ . ①急救－护理
Ⅳ . ① R472.2

中国版本图书馆 CIP 数据核字（2012）第 284597 号

急救护理学

主　　编：高占玲
出版发行：北京大学医学出版社
地　　址：（100191）北京市海淀区学院路 38 号　北京大学医学部院内
电　　话：发行部 010-82802230；图书邮购 010-82802495
网　　址：http://www.pumpress.com.cn
E - m a i l：booksale@bjmu.edu.cn
印　　刷：北京瑞达方舟印务有限公司
经　　销：新华书店
责任编辑：赵　爽　　责任校对：金彤文　　责任印制：罗德刚
开　　本：787mm×1092mm　1/16　印张：9.5　字数：238 千字
版　　次：2013 年 1 月第 1 版　2020 年 6 月第 6 次印刷
书　　号：ISBN 978-7-5659-0495-0
定　　价：18.00 元

序

护理工作是医疗卫生工作的一个重要组成部分，护理事业健康发展关系到人民群众的健康和生命安全。随着医学模式的转变，对护理工作和护理人员的要求越来越高。近年来国家陆续发布了《国家中长期教育改革和发展规划纲要（2010—2020年）》、《关于全面提高高等职业教育教学质量的若干意见》以及新的《全国护士执业资格考试大纲》等文件，对高等职业教育护理专业教学提出了更高要求，教材建设也相应地面临新的考验。护理高等职业教育在为我国培养护理人才、提高人民健康水平中，发挥着极其重要的作用，如何发展护理高等职业教育已成为护理教育领域关注的首要问题。因此，只有不断更新观念，深化改革，抓住机遇，才能迎接新的挑战，使护理高等职业教育不断发展。

《教育部关于加强高职高专教育人才培养工作的意见》中指出：大力发展高等职业教育，培养和造就适应生产建设、管理、服务和技术第一线的高等技术应用型人才，客观上要求必须高度重视高等职业教育的教材改革和建设。本套教材正是为了适应新时期医学护理教育发展趋势，满足高等职业护理教育工作者和广大护理专业学生的需要而编写的。教材结合高等职业教育护理人才培养目标，内容与时俱进，充分体现护理特色，强调基础知识与基本技能并重，突出适用性、科学性、新颖性，体现"整体护理"和以"人"为中心的护理理念，引导学生自主学习。教材注重专业核心能力培养，与执业护士资格考试和护理实践紧密结合，紧跟临床护理的发展方向，加入"考点"、"案例"、"知识链接"等，具有很好的实用性。本套教材涵盖基础课教材七部：《人体解剖学》、《组织学与胚胎学》、《生物化学》、《生理学》、《病理学与病理生理学》、《护理药理学》、《病原生物学与免疫学》；专业课教材十六部：《基础护理学》、《健康评估》、《内科护理学》、《外科护理学》、《妇产科护理学》、《儿科护理学》、《急救护理学》、《精神科护理学》、《护理心理学》、《护理学导论》、《护理管理学》、《中医护理学》、《护理礼仪与人际沟通》、《老年护理学》、《社区护理学》、《护理伦理学》。教材形式包括主教材、配套教材、多媒体课件。教材编写淡化学科意识，强化专业理念，注重体现医学人文教育理念，以促进学生素质的全面提高。在客观上，本套教材反映了当今护理学领域的新理论、新技术和新进展，拓展了护理教育的视野。

本套教材以专业培养目标为导向，以职业技能教育为根本，满足学科需要、教学需要、社会需要，既可以作为医学院校高等职业教育护理专业的教材，也可以作为临床医护人员了解和掌握护理问题的参考书。教材的编写得到全国多所医学院校领导及广大教育工作者大力支持和帮助，百余位奋斗在教学、科研和临床一线的学者专家，群策群力，同心同德，汇集各自的智慧和心血，阐述护理专业知识，介绍学科最新进展，汇编成本套教材，在此表示由衷感谢。

由于水平所限，整套教材编写存在提法不当和不足之处，诚挚期待医学教育界同仁和广大读者予以批评指正。

前　言

　　《急救护理学》是护理专业人才培养的必备教材。急救护理学是以挽救患者生命、提高抢救成功率、降低伤残率和死亡率、提高生命质量为目的，以现代医学科学、护理学专业理论为基础，研究急危重症患者的抢救、护理和科学管理的一门综合性应用学科。

　　为了适应高职高专护理教育的改革与发展的需要，培养高技能型的护理人才和满足护理专业职业岗位的任职要求，本教材在编写过程中力求体现高职高专教育特色，注重基本理论、基础知识和基本技能，教材内容以"必需、够用"为度，增加了"知识链接"，并且在部分章节中穿插了"案例分析"。本课程的学习对学生职业能力的培养和职业素养的养成有明显的促进作用，为今后从事和发展急救护理工作奠定良好的基础。本教材可供全国高职高专医药院校护理专业、助产专业学生使用，也可作为临床护理工作者的参考用书。

　　本教材参编人员均具有丰富临床护理教学经验，教材内容更符合临床护理实际。教材在编写过程中得到了北京大学医学出版社、山东中医药高等专科学校、黑龙江农垦职业学院、沈阳医学院、菏泽医学专科学校等各参编单位的领导及有关专家的大力支持和无私帮助，在此表示诚挚的谢意。

　　由于现代医学及护理学的不断进展，本教材的编写者尽管做了很大努力，但编写水平有限，书中难免有不妥之处，恳请各院校师生及护理界专家给予批评指正，以使本书日臻完善。

编　者

目　录

第一章 绪 论

　　急救护理学是急救医学的重要组成部分，是研究急危重症患者的抢救、护理和科学管理的一门综合性应用学科。遵循"生命第一，时效为先"的急救护理理念，它是以挽救患者生命、提高抢救成功率，促进患者康复，减少伤残率、死亡率，提高生命质量为目的，是护理专业的临床核心课程。随着人们对健康需要的增长，疾病谱的改变，各种自然灾害和人为灾害不断增多，尤其是近年来世界范围内突发性公共卫生事件、重大自然灾害的频发，促使急救医学不断向前发展，同时也对急救护理工作提出了更高要求。

一、急救护理学的发展史

　　现代急救护理工作的起源可以追溯到19世纪南丁格尔时代。1853—1856年的克里米亚战争，英国前线战伤的士兵死亡率高达42%以上，南丁格尔率领38名护士前往战地医院救护，仅半年时间使伤兵死亡率下降到2%。这说明了有效的急救护理工作对提高伤员的救护成功率起着至关重要的作用。

　　（一）国际急救护理学的发展简史

　　20世纪50年代初期，北欧发生了脊髓灰质炎大流行，许多患者伴有呼吸肌麻痹，不能自主呼吸而出现呼吸衰竭，于是医院将这些危重患者集中起来，辅以"铁肺"治疗，配合相应的特殊护理技术，效果良好，堪称是世界上最早的用于监护呼吸衰竭患者的"监护病房"。

 知识链接　　　　　　　　"铁肺"——最早的重症监护病房

　　肺没有自己的肌肉，它们受胸廓和膈肌运动的控制。当膈肌向上运动时，空气被挤压出去；当膈肌向下运动时，空气被吸进去。菲利普·德林克发明了"铁肺"，能支持患者呼吸。铁肺是一个连接着泵的密闭铁盒子，患者的头部伸在外面。当铁肺中的空气被吸出时，新鲜空气进入到肺内；当铁肺中的压力升高时，肺内的空气被压出去。"铁肺"拯救了许多人的生命。它是第一个代替人体器官功能的机器。

　　美国是急救医学的发源地。1966年美国颁布了《公路安全条例》，提出了院前救护的概念；1968年成立了美国创伤协会；1970年成立了急诊护士协会；1973年开始实施《急救医疗系统条例》，发展全面的急救医疗服务系统，各城市完善和形成了急救网络组织，规定"911"为全国统一的急救呼叫号码。

20世纪60年代，由于现代化医疗电子仪器设备如心电示波器、电除颤仪、呼吸机、血液透析机等的广泛应用，急救护理工作进入了有抢救设备的新阶段。很多医疗部门将监护抢救的仪器设备集中使用，促进了重症监护病房的建立，也使急救护理的理论与实践得到快速发展。

1975年5月，国际红十字会（International Red Cross）在联邦德国召开了急救医疗会议，提出了急救事业国际化、国际互助和标准化方针，并提出急救车装备必要的仪器，国际间统一急救电话号码及交流急救经验等要求。

1979年，国际上正式承认急救医学为独立的医学学科，急救护理学也成为护理学中的一门重要学科。在国际医护人员的共同努力下，急救护理学迅猛发展，为急、危、重症患者提供最及时的护理，挽救了成千上万的生命。

（二）我国急救护理学的发展

我国急救护理事业经历了从简单到逐步完善形成新学科的发展过程。20世纪50年代，我国各医院也普遍将危重症患者集中在靠近护士站的危重病房或抢救室，便于护士密切观察与护理。70年代建立了心脏监护病房（CCU）。1980年10月卫生部颁发了《卫生部关于加强城市急救工作的意见》的文件；1983年又颁发了《城市医院急诊室（科）建立方案》，明确提出城市综合性医院要成立急诊科；1986年11月通过了《中华人民共和国急救医疗法》；同年12月，中华医学会正式批准成立了"中华医学会急诊医学分会"，标志着急诊医学作为一门独立学科在我国正式确立，开创了我国急诊医学事业发展的新阶段。同年，卫生部与邮电部联合将中国的急救特服电话号码设为"120"，由此推动了急救护理工作健康蓬勃地发展。

中华护理学会、各省市护理学会及护理教育中心举办了多次急救护理学习班，为开展急救护理工作及急救护理队伍培养了一大批专业人才。同时，国家教育部将《急救护理学》确立为护理学科的必修课程，高等医学院校本、专科护理教育都开设了《急救护理学》课程，研究生培养也设置了急救护理学的研究方向，为我国的急救护理专业培养了专业性人才。目前，我国急诊医疗服务体系（EMSS）基本健全，急救网络逐步形成，全民急救意识普遍提高，社区服务和家庭服务的出现，使急救护理学的内容和范畴不断扩展，急救护理学在EMSS中已显示出举足轻重的地位和作用。

二、急救护理学的范畴

急救护理学是急救医学的重要组成部分，随着急救医学的发展，其内涵也在不断延伸，现代急救护理学包括以下范畴：

（一）院前急救

院前急救是指急、危、重症伤病员到达医院之前这段时间的救护，主要包括呼救、现场救护、转运及途中监护。院前急救可使伤病员在最短的时间内接受专业医务人员或目击者的救护与生命支持。及时、有效的院前急救对提高伤病员的抢救成功率、降低伤残率和死亡率、减轻患者痛苦起着至关重要的作用。因此，院前急救是急救工作的最前沿阵地。

（二）急诊科救护

急诊科作为医院的独立科室，是急救工作的重要组成部分，负责接收及诊治院外转送和前来就诊的急、危、重症伤病员，对他们进行快速、准确的诊断和抢救。经急诊科救护处理后，部分患者治愈，部分患者住院继续治疗，部分患者需转送到重症监护室继续治疗和监护。急诊科是医院医疗和护理工作的前哨，工作质量的优劣直接关系到患者的生命安危，可反映一所医院的管理和医疗技术水平。因此，加强急诊护理工作管理，提高急救护理质量，已成为医院急诊科建设的重要课题。

（三）重症监护病房

重症监护病房（ICU）是急诊医疗服务体系的重要组成部分，是先进的医疗护理组织，集中了多位具备专业知识和技术的医护人员，应用先进监护设备和急救设备对急、危、重症患者进行全面监护及强化治疗的单位。重症监护病房的建立，极大地提高了危重患者的抢救成功率，降低了死亡率和致残率，也为急救护理的发展积累了宝贵的临床经验。

（四）灾难救护

灾难救护是指对自然灾难（如地震、火山爆发、台风、洪水等）和人为灾难（如交通事故、放射性污染、战争等）所造成的人员伤害迅速有效地进行救治。突发性集中的人员伤亡是许多灾难的共同特征。必须做好灾前各项准备工作，以尽量减少灾难带来的损失。一旦灾难发生，应立即组织有关医务人员赶赴现场进行及时抢救，积极寻找伤病员；快速实施检伤分类；开展现场自救、互救；及时分流转送。还应重视灾后预防，防止传染病、流行病的发生。

（五）急救护理教育和科研

急救护理人员的业务培训是发展我国急救护理事业的一个重要方面。首先，应在医学院校护理专业开设急救护理课程，系统地学习有关的理论知识和技能。还可通过讲座、技术培训等多种形式组织现有关急救护理人员进行继续教育，不断学习和掌握急救方面的新理论、新技术，更好地适应急救护理工作需要。为了适应急救医学发展和社会发展的需要，必须加强急救护理科学研究及情报交流工作，不断充实和完善急救护理理论与内容，促进急救护理工作向前发展。

| 考点：急救护理学的范畴

三、急诊医疗服务体系

高速、快捷的急救工作有赖于完善的急诊医疗服务体系（emergency medical service system，EMSS）。该体系是由院前急救、院内急诊科诊治和重症监护病房（ICU）救治共同组成的为急危重症患者实施救护服务的急救网络。通常由院前急救、医院急诊科及重症监护病房三部分组成。院前急救负责现场急救和途中救护，急诊科和ICU负责院内救护，它既适于平时的急诊医疗工作，也适于大型灾害或意外事故的急救。

急诊医疗服务体系的三部分既有独立的工作职责和任务，又相互密切联系，是一个有严密组织和统一指挥机构的急救网络。院内救治需要快速有效的院前急救作为前提和保障，但若没有院内救治，院前急救的成效则难以巩固。因此，院前急救与院内救治相互促进并相互制约。急诊医疗服务体系能够把先进的急诊医疗服务快速、准确地送到患者身边，送到急救现场，经过现场急救，维护患者的基础生命体征，并将患者安全转送到医院进一步救治。国内外医疗实践证明：建立和完善急诊医疗服务体系，发展医疗救护网络是现代社会和医学发展的客观需要，其必将造福于人类的健康。

四、急救护理工作的特点及要求

（一）急救护理工作的特点

1. 紧迫性　急危重症患者发病急骤，病势严重，病情复杂，需要连续动态观察，以便随时发现异常，及时做出准确的判断和有效的治疗与护理。

2. 突发性　急危重症患者情况随机性强，不可预测，尤其是当成批伤病员出现时，有时会令人措手不及。因此，必须制订完善的各种应急预案，随时做好救治准备。

3. 复杂性　首先是疾病的复杂性。急诊患者疾病谱广，涉及专业多，病情复杂多变，常需要多学科的相互协作，救护人员应具有广泛的理论知识和实践经验。其次是急诊患者的复杂性。急诊患者来自不同的社会阶层，具有不同的文化背景、职业和经济状况，因此，他们可能具有不同的就诊需求。所以要求急诊医护人员要有敏锐的洞察力和娴熟的为人处世能力。

4. 任务重　急危重症患者病情危重、生活不能自理，尤其遭受严重交通事故、急性食物中毒、传染病暴发性流行等情况时，急救护理工作十分繁重，因此要求护士做到忙而不乱，紧张而有序。

5. 易感染性　急诊患者病种复杂，抵抗力弱，且护士在接诊急危重症患者的过程中无选择性，易发生交叉感染，故要求护士在操作中严格遵循无菌原则，严格执行消毒隔离制度。

6. 社会性　急救工作常与多个部门及不同患者、家属接触，涉及社会的各个方面，甚至会有涉及法律的医疗问题，如打架斗殴、交通事故、自杀、他杀等。因此，在急诊科工作的医护人员需要有良好的医患沟通能力和应对各种突发事件的应变能力。

（二）急救护士的职业要求

1. 高尚的职业道德　急救护士对患者应具有高度的责任感和同情心，牢固树立"时间就是生命"的观念，急患者之所急，争分夺秒，全力以赴地抢救患者的生命；要有不怕脏、不怕累、不怕危险的精神，在抢救灾难性事故患者时，还要有献身精神；遵循慎独精神，主动做好消毒、隔离、预防医源性交叉感染。

2. 良好的心理素质　急救工作充满着风险，随机性大，尤其在面对突发事件，在抢救急、危、重症伤病员过程中，易出现意想不到的紧急情况，要求护士具备稳定的心理素质，做到遇事不慌、沉着冷静、准确迅速地配合抢救。

3. 扎实的理论知识和熟练的急救技能　急救护士所面对的患者不仅疾病谱广，而且常多种疾病共同存在，会涉及内、外、妇、儿等各专科疾病的急性病、危重病，还会涉及伦理学、社会学、心理学等方面的知识。这就要求护士不仅要有扎实的理论知识和熟练的急救技能，还要善于将基础理论知识与学过的各科知识相互联系，融会贯通。并将理论与实践结合，不断总结经验，善于分析在抢救中遇到的各种问题，经过科学的思考，提高分析问题和解决问题的能力。

4. 良好的身体素质　良好的身体素质是做好急救护理工作的基础和保障。急、危、重症患者的病情危重、变化快，抢救工作紧张激烈，随时可能出现大批的患者，使工作负荷加大，这就要求急救护士有充沛的精力随时应对突发事件。因此，急救护士必须拥有健康的体魄，始终保持精力充沛，有较强的耐力与体力，能吃苦耐劳，才能胜任艰巨复杂的急救护理工作。

5. 科学的护理管理　急救过程中参与人员多，能否组织、协调好各有关科室部门之间的关系，保证参与的人员、设备及药物准确无误地投入抢救，直接关系到患者救治能否成功。因此，要做好急救护理工作，应该有一定的管理能力。需要建立、健全各项救护规章制度，仪器设备处于良好的备用状态，药物标记清楚，有固定的存放位置。急救护士在配合医师抢救急危重症患者时，应认真做好重症患者护理记录。同时注意做好善后处理，及时总结经验，不断提高急救护理工作的效率和工作质量。

考点：急救护理工作的特点

小结	急救护理学是研究急危重症患者的抢救、护理和科学管理的一门综合性应用学科。应遵循"生命第一，时效为先"的急救护理理念。完善的急诊医疗服务体系，保障了急救工作的高速、高效性，也给救护人员提出了更高的要求。学好急救护理学，能够提高急危重症患者的抢救成功率、减少伤残率和死亡率，提高生命质量。

（高占玲）

第二章 院前急救

学习目标	1. 解释院前急救、急救半径、急救反应时间的概念。
	2. 熟记院前急救的原则、转运及途中监护的注意事项。
	3. 归纳院前急救中现场评估、现场急救的方法。
	4. 知道院前急救的任务、特点及院前急救的组织体系。

院前急救又称院外救护或现场救护，是最能体现"急"与"救"的阶段。是指对发生在医院之外的各种危及生命的急危重症、创伤、中毒、灾难事件等伤病员进行现场救护、转运及途中监护的统称，即在患者发病或受伤开始到医院就医之前这一阶段的救护。其主要目的是挽救患者的生命，提高抢救成功率和生活质量，减少伤残率和死亡率。院前急救是 EMSS 的首要环节，越来越受到社会的重视，已将其作为衡量一个国家、一个地区、一所医院急救医疗反应能力和医疗工作水平的重要标志。

第一节　概　述

案例

患者，男，18 岁，学生，2010 年 6 月 8 日晚 8 时，饮酒后驾驶摩托车与一小轿车相撞，当即倒在地上，头部涌出大量鲜血。

思考：

1. 该患者可能出现什么情况？
2. 如果你在现场应如何救护患者？

一、院前急救的重要性

院前急救是 EMSS 中的第一个重要环节。据世界卫生组织（WHO）统计资料表明，全世界每年的创伤病人，20% 因创伤后没有得到及时的现场救治而死亡。现代医学研究也表明，心搏骤停患者抢救的黄金时间是 4 分钟；严重创伤伤员抢救的黄金时间为 30 分钟以内。有些急危重症伤病员一旦错过了关键的几分钟（即救命的黄金时刻），院内设备再好，医师医术再高明，患者很难起死回生。由此可见，快速有效的院前急救，能帮助垂危的伤病患者维持生命体征，把致残率和死亡率降到最低限度。

二、院前急救的特点

（一）突发性

各种急症、创伤、中毒或灾难事件突发性强，具有不可预测性，尤其当成批伤员出现时，有时会令人措手不及。因此，要普及和提高群众的救护知识和救护技能，相关部门要制定各种突发事件应急预案，一旦发生突发事件，能及时进行自救、互救和专业救援。

（二）紧迫性

紧迫性表现在一有呼救必须立即出车，一到现场必须立即抢救或运送，充分体现了"时间就是生命"的紧急性。要求救护人员必须具备良好的急救素质，检查应迅速准确，处理应沉着、冷静、果断。

（三）复杂性

呼救病人的疾病涉及临床各科，需要急救人员在短时间内进行初步诊断和紧急处理。因此，要求救护人员必须具备全面的急救知识和急救技能，熟练的应急、应变能力。

（四）艰难性

现场救护的环境大多较差。气候复杂、光线暗淡、人群拥挤、声音嘈杂、交通通道艰险等；此外，医务人员因实施心肺复苏术、急救治疗、搬运伤病员、救护车长途颠簸及运送途中还要不断救护，体力消耗很大。这些使院前急救工作比一般日常医疗急救要艰难很多。因此，救护人员必须熟练掌握急救理论和急救技术，才能在较差的条件下完成救护工作。

（五）流动性

院前急救服务区域广，可以是就近的工厂、学校或居民点，也可以跨区、跨县对重大灾害事故进行增援。

（六）危险性

当遇灾难或突发事件时，现场有大火、化学毒气、倒塌物、爆炸物、洪水等险情，都会对救护人员造成一定的危险。

（七）灵活性

院前急救常在缺医少药的情况下进行，常无齐备的抢救器械和药品，又无充足的时间和良好的条件作鉴别诊断。因此，救护人员要机动灵活地在伤病员周围寻找代用品，就地取材，为病人赢得抢救时机。

（八）社会性

院前急救活动需要社会各个方面共同参与，超越了纯粹的医学领域。因此，院前急救具有显著的社会性。

三、院前急救的任务

（一）平时呼救病人的院前急救

对呼救病人的院前急救是经常性任务。一般情况下呼救病人分三类：一类是短时间内有生命危险的危重病人或急症病人，如气管异物、急性心肌梗死、猝死等，占呼救病人的10%～15%；一类为病情紧急但短时间内无生命危险的急诊病人，如骨折、高热、哮喘、急腹症等，占呼救病人的70%～80%；还有一类是占10%～15%的慢性病病人，呼救的目的是需要救护车提供转运服务，不需要现场急救。

（二）灾难或战争时对遇难者的院前急救

当发生自然灾害、安全生产事件、公共卫生突发事件、社会安全事件时，救护人员应在上级部门的统一协调、统一指挥下，结合现场情况执行抢救预案，并与现场其他救灾系统如消防、公安、交通等部门密切配合，应加强伤员的分类和现场救护，合理分流和安全转送。同时还应注意救护者的自身安全。

（三）特殊任务时的救护值班

特殊任务是指当地的大型集会、重要会议、体育比赛及外国元首或重要外宾来访期间的救护值班。可以成立临时救护站，活动期间加强值班，严阵以待，一旦发生意外，随时行动，快速处理。

（四）急救通信网络的枢纽作用

该通信网络负责求救者与急救中心的联络；急救中心与所属分中心（站）、救护车、急救医院或急诊医疗服务体系（EMSS）的联络；急救中心与上级领导、卫生行政部门及其他救援系统的联络；在通信网络中急救中心承担着承上启下、沟通信息的任务，是通信网络的枢纽。

（五）急救知识的宣传普及教育

普及广大群众的急救知识，增强群众的急救意识和应急能力，能大大提高急救的成功率。院前急救机构平时可通过广播、电视、报刊等方式对群众普及急救知识，包括现场急救及复苏知识，并通过举办各种急救知识及救护技术的培训班，提高全民的自救和互救水平，以提高急救服务的成功率。

四、院前急救的原则

及时有效的院前急救，对于维持患者的生命、防止再损伤、减轻患者痛苦，为进一步诊治创造条件，对提高抢救成功率，减少伤残率，均有重要意义。因此，院前急救必须遵循"先救命，后治病"的原则。

（一）先排险后施救

救护人员到达现场实施救护前应进行环境评估，如遇到有毒气体、火灾、触电等事故现场，应立即将病人脱离危险环境再进行救护，以保证救护者与伤者的安全。

（二）先救命后救伤、先重伤后轻伤

急、危、重症伤病员常因伤病累及了重要脏器而随时危及生命。因此，现场急救中最重要的是先挽救伤病员的生命，给予基础生命支持，而后进行伤病处理。大批伤员出现时，在资源有限的情况下，应在遵循"先重后轻"原则的同时，重点抢救有存活希望的伤病员。

（三）先止血后包扎

遇到大出血又有创口者，立即用指压、上止血带或使用药物等方法止血，再清理创口进行包扎。

（四）先救护后运送

过去遇到伤病员多是"先送后救"，常耽误了抢救时机，现在要求对急危重症伤病员，先进行现场初步的紧急处理，然后在严密的医疗监护下转送至医院。

（五）先固定后搬运

在急救现场经常可以遇见外伤或骨折病人，为防止搬运时损伤血管或脊髓，须先固定，再搬运。如果现场没有合适的固定器材，可以因陋就简，就地取材。用门板、木棍、竹片、衣服等做临时固定并及时转送，避免原有病情加重。

（六）急救与呼救并重

遇到成批伤病员时，又有多人在现场的情况下，要急救与呼救同时进行，以最短的时间取得外援的急救帮助。只有一人时应先施救，后电话呼救。

（七）转运与监护相结合

在现场经过急救处理后，应尽快将伤员护送到有关医院。在转运途中，急救人员要密切监护病情，必要时进行相应的紧急处理，如心肺复苏术、电除颤、面罩加压给氧或保证静脉输液通畅等，以保证伤病员安全达到目的地。

> 考点：院前急救的任务和原则

五、我国院前急救服务系统设置与管理

（一）我国院前急救的组织形式

由于我国各地的经济实力、城市规模、急救意识、服务区域差异较大，以及受传统急救模式的影响，所以院前急救的工作模式各不相同，各有利弊，常见有以下几种。

1．北京模式 北京急救中心是北京市院前急救和重大急救医疗任务的统一指挥、调度和抢救中心。由院前急救、急诊科、重症监护室构成，拥有现代化的调度通信设备，可以和市政府、卫生局以及北京各大医院直接进行通信联系。

2．广州模式 广州市"120"急救指挥中心，负责全市急救工作的总调度，以若干医院的急诊科为相对独立的急救单位，按医院专科性质和区片划分出诊。急救指挥中心与各医院无行政上的隶属关系，但具有全市院前急救工作的调度指挥权。

3．上海模式 是由医疗救护中心和其所属分站与该市若干医院协作紧密配合的急救模式。急救中心下设若干分站，各分站负责院前急救。一般分站设在协作医院内或附近，协作医院大多是区、县中心医院。

4．重庆模式 是依托一所综合性医院的院前急救模式。该中心拥有现代化的急救设备和救护车，形成了院前急救、医疗监护运送、院内急救、ICU 等完整的急救医疗体系。

5．深圳模式 是一个既依托各大医院，又自成体系的急救医疗指挥中心。该中心负责全市急救医疗指挥调度、通讯服务和信息处理，组织协调重大灾害事故的医疗救援工作及大型社会性重大活动的医疗保障。中心实行"集中受理、分区处理、就近出车"的调度原则，由各大医院急诊科负责出车救护任务。

6．香港模式 香港特区的院前急救机构由政府消防署管辖，采用医疗救护与消防、司警统一的通讯网络，报警电话为"999"。消防署负责日常的医疗急救任务，现场急救后，将患者送往所管辖的医院或患者指定的医院。如发生大型事故时，还有医疗辅助队和救伤队等志愿团体参与抢救。

知识链接

国际院前急救模式

目前国际上有两种主要类型的院前急救服务模式，英—美模式和法—德模式。

英－美模式：强调在现场紧急处理后尽快把伤病员安全转运到医院再进行有效治疗，即"将病人带到医院"。采用此模式的主要国家和地区有美国、英国、澳大利亚、日本、韩国、菲律宾、中国香港、中国台湾等。

法－德模式：强调由医院抢救小组尽快到达现场，在现场对伤病员进行救治，然后再转运到医院继续治疗，即"将医院带给现场的病人"。采用此模式的主要国家有法国、德国、俄罗斯、瑞典、瑞士、奥地利、比利时、芬兰、挪威、波兰、葡萄牙等。

（二）我国院前急救系统设置原则

1. 急救中心（站）设置原则

（1）数量：30万以上人口的区域应该设置一个院前急救中心（站），并应有独立的"120"急救专用电话和其他基础设施。可依托一家综合性医院或建立独立的急救中心。

（2）地点：院前急救中心基地的选择应遵循合理性、经济性、便捷性的原则。因此，急救中心在选址时尽可能考虑以下因素：①在区域或城市的中心地带；②交通便利，有利于急救车方便进出；③最好设在符合条件的医院内，也可设在医院外靠近大医院的地段，以便于形成急诊医疗服务体系，有利于行政管理。

（3）建筑设施：建筑面积大小应根据区域实际情况决定，一般定为每辆救护车占地 $100 \sim 200 m^2$。设置如下：①行政业务建筑，包括办公室、调度室、会议室等；②后勤建筑，包括食堂、浴室、锅炉房、洗衣房、仓库等；③教学科研建筑，包括教室、实验室、图书馆、活动室等。

（4）基本设备：基本设备的数量和质量需求根据区域实际情况配置。包括救护车和救护车修理设备、急救医疗器材与药品、急救通讯网络及电子计算机设备、教学科技设备、生活设备等。

2. 急救分中心或分站设置原则

（1）数量：按社区实际需要设置。

（2）地点：应考虑以下几点：①人口密集地带；②特殊需要地带，如旅游点、大型企业附近；③交通方便的区域；④在医院内或医院附近；⑤按城市医院规划点均匀分布，充分利用现有的医疗卫生资源。

（3）建筑设施：急救分中心（站）建筑面积的大小也应以区域和人口实际情况而定，一般定为每辆救护车占地 $50 \sim 100\ m^2$。可设置办公室、调度室、会议室、休息室、食堂、浴室等医疗生活设施。

（4）基本设备：救护车、急救药品器材、急救通讯设备和车库等。

3. 急救反应时间与急救半径要求　反应时间是指急救中心（站）接到"120"呼救电话至救护车到达现场所需要的时间。反应时间的长短是衡量院前急救服务水平重要指标之一。一般要求在接到急救指令后，市区15分钟以内、郊区30分钟以内到达现场，条件好且距离近的区域应在 $5 \sim 10$ 分钟内到达。急救半径是指急救中心（站）所承担院前急救服务区域的半径，市区内不应超过5km，农村则不超过15km。缩小急救半径是急救车及救护人员能迅速到达现场的重要条件。

4．区域人口与急救车辆配置 配置标准应每5万～10万人口配一辆救护车，其中监护型救护车占1/4或1/2，而且最好有一辆急救通信指挥车。急救车完好，其车况和性能要适应和满足急救需要。经济实力较强的地区或灾害多发地区可适当增加车辆比例。

5．急救车医护人员及驾驶员的配置 每辆急救车与医师及护士的配编比例均为1：5；每辆急救车与驾驶员的配编比例为1：5。

（三）院前急救服务系统的管理

院前急救是EMSS的首要环节，其主要特点是"急"和"救"。"急"就是紧急、快速，通过现代化的通讯和运输来实现；"救"则是通过先进的医疗救护技术来实现。因此，通讯、交通工具和医疗被认为是院前急救的三大要素。所以，要从以下几个方面加强院前急救管理。

1．建立健全急救通讯网络 健全的急救通讯网络是做好院前急救工作的首要环节，可提高急救效率。

（1）完善现代化急救通信指挥系统：全国统一开通急救电话"120"，每天24小时有专职指挥调度人员值班，保证畅通无阻。

（2）自动显示呼救方位和急救车的动态变化：调度室的计算机与卫星导航系统联网，并在救护车上装置接收器。急救车待命、执行任务与空车返回的动态变化可在电脑屏幕上显示，为指挥调度提供最佳方案。

（3）自动记录呼救的时间，自动录音：不仅能提高调度效率，也可避免医疗纠纷的发生。

（4）急救资料的储存：建立数据库，将急救出车次数、距离、病种、病情程度、治疗效果和收费等输入计算机，可随时查阅相关资料。也可储存危重病人病情资料，一旦再次发病需要抢救时，可通过计算机查询，便于医疗咨询，从而提高抢救成功率。

2．装备现代化的运输工具 在急救中起重要作用的救护车、飞机、救生舰艇等，既是运输工具，又是抢救患者的"流动急诊室"或"流动ICU"。我国目前院前急救最常用的运输工具是救护车，包括普通救护车、监护型救护车、特种救护车。良好的车况和必要的配置成为院前急救工作重要的物质保障。救护车必须有足够的空间，能放置担架和进行输液的足够高度，车辆震动小，刹车灵敏，有统一的报警装置，尽可能做到定人、定车，保证车辆始终保持完好状态。车上还需配置足够数量的急救药品和器械。

3．配备具有较高技术水平的救护人员 院前急救的成功率在很大程度上与急救技术水平有关，救护人员必须具备相关专业知识和技能。因此，院前急救医护人员的配备要注重精简高效，结构合理，满足急救需求的编制原则。要建立专业人员的考核制度，制定一套院前急救操作规程与医疗评价标准，实现院前急救的规范化管理。

4．加强院前急救设备及物品的管理 院前急救的各类药品、器械和设备常由护士负责保管，为使所有药械均能发挥最大效能并延长使用寿命，必须制定严格的管理制度。急救药械要建账登记，做到账物一致。急救药品需固定数目，用后及时补齐。抢救器械要固定位置、专人保管，并有使用维修记录。救护人员应熟练掌握各种设备、器材的使用方法、适应证和注意事项，了解其结构和性能，做到一般故障能自行排除。

第二节　院前急救的工作程序

案例

国道上一大型货车突然失控，在撞倒中心隔离墩后驶入对向车道，与一满载乘客的中巴车迎面相撞，并双双坠入路基下 3 米的水塘，部分乘客被抛出车窗外而落水。

思考：

1. 附近村民目睹了车祸经过，应如何紧急呼救？
2. 医疗救援人员赶赴事故现场后如何快速判断危重伤病员的情况？

一、紧急呼救

"120"是我国统一开通的医疗急救电话号码。急危重症病人、家属或第一目击者拨通"120"或其他急救电话，向急救中心发出呼救，启动救援系统。有效的呼救系统，对危重病人获得及时的救治至关重要。电话呼救时应清楚说明：①病人姓名、性别、年龄、住址、接车地点及联络电话号码；②病人所在的确切地点，尽可能指出周围明显标记和最佳路径等；③病人目前最危急的情况，如大出血、意识不清、呼吸困难等；④灾害事件、突发事件，要说明伤害性质、严重程度、发生的原因、受伤人数等。急救中心（站）接到呼救指令后，立即向院前急救发出调度指令，救护车必须在 1～3 分钟内开出医院，如呼救范围在 10 公里以内，10～15 分钟内必须赶到现场。到达现场后，医护人员密切配合，迅速对病人进行初步评估和处理。

二、现场评估

（一）环境评估

通过救护人员的眼睛、鼻子、耳朵和感受快速评估造成事故、伤害及发病的原因，是否存在对救护者、病人或旁观者造成伤害的危险环境。如对触电者必须先切断电源；如为有毒环境，必须采取防毒措施，迅速脱离有毒环境。确保伤病员与救护人员的安全。

（二）病情评估

1. 快速评估病情，包括对意识、气道、呼吸、循环等几方面进行评估。

（1）意识：通过声音和拍打的刺激观察病人有无反应，判断病人的意识是否存在。如对病人大声呼唤、轻拍肩部时，病人如果有意识会睁眼或有肢体运动等；轻拍婴儿足跟或掐捏其上臂会出现啼哭。如对上述刺激无反应，说明病人意识丧失，已处于危险状态。

（2）气道：保持气道通畅是呼吸的必要条件。如病人有反应但不能说话、咳嗽，并出现呼吸困难，可能存在气道梗阻，必须立即检查原因并予清除。

（3）呼吸：检查者将自己的面颊部靠近病人的口鼻处，通过一看（胸廓有无起伏）、二听（有无呼吸音）、三感觉（有无气流感）的方法判断病人自主呼吸是否存在。对呼吸存在的病人要评估呼吸的频率、节律、深浅度有无异常，有无呼吸困难、发绀及三凹征等。如呼吸已停止，应立即进行人工呼吸。

（4）循环：测量病人的脉率及脉律。通常触摸桡动脉，如未触及，则应触摸颈动脉或股动脉。一般用 5～10s 的时间完成。如果患者桡动脉触摸不到提示收缩压＜80mmHg；如果患者颈动脉触摸不到提示收缩压＜60mmHg。同时评估病人皮肤的温度、颜色,有无发热或湿冷,有无苍白或发绀出现,了解末梢循环,判断血液循环情况。

2. 伤情的检测分类　为了充分利用现场有限的人力、物力和时间抢救病人,保证有效的院前急救,对于成批的伤病员,救护人员在进行病情评估的同时,还应进行现场分类,这是保证急危重症患者有效救治的重要方法。根据伤员的受伤部位、生命体征及出血量等来判断伤情的轻重。伤情一般可分为危重伤、重伤、轻伤、死亡四类,常用相应颜色卡片表示病情并置于颈部、前胸或手腕等易见处。

(1) 危重伤:红色表示。此类伤病员随时有生命危险,需立即施行急救,如窒息、昏迷、休克、溺水、触电等。

(2) 重伤:黄色表示。指伤情暂不危及生命,可在现场紧急处理后及时转运者。如大面积烧伤、肢体断离、骨盆骨折等。

(3) 轻伤:绿色表示。指伤情较轻,可行走者,没有生命危险。如肋骨骨折、关节脱位、皮肤割裂伤等。

(4) 死亡:黑色表示。指呼吸、心跳停止,各种反射均消失,瞳孔散大者。

另外,在上述颜色基础上加用蓝色,表示病人已被放射线或传染病等污染,需及时隔离转送。

三、现场救护

现场医疗救护是院前急救的首要环节,是整个急诊医疗服务体系的第一关,直接影响伤病员的死亡率和致残率。在对病人进行初步病情评估后,护士要协助医师进行紧急处理。包括为病人取恰当的体位、建立静脉通道、止血、包扎、固定、正确的搬运、维护病人生命体征的平稳等。

(一) 取合适体位

1. 对无意识、心跳、呼吸者,应立即将其置于复苏体位即仰卧位,并置于坚硬的地面上或在软垫上放一块木板,解开衣领纽扣与裤带,进行现场心肺复苏。

2. 对意识不清、有呼吸循环者,应将其置于侧卧位或平卧位,头偏向一侧,防止分泌物、呕吐物吸入气管而引起窒息。

3. 对意识、心跳、呼吸存在者,根据受伤、病变部位不同安置正确的体位。如被毒蛇咬伤肢体者,应将患肢放低,以减少毒素的扩散;脚扭伤者,应抬高患肢,以利于静脉血回流;急腹症者,应取屈膝仰卧位,以放松腹肌,减轻疼痛。

注意勿用力拖拉或随意移动患者,以免造成再次损伤;对脊柱损伤者应2～3人同时进行轴线翻转,做好头部固定,防止脊柱、脊髓再次损伤。

(二) 现场救护要点

1. 维持呼吸系统功能　包括吸氧、清除痰液及分泌物,保持呼吸道通畅;呼吸、心跳停止者要进行口对口人工呼吸或面罩 - 气囊通气、气管插管通气等;对重度气胸的病人要进行穿刺排气。

2. 维持循环系统功能　包括高血压急症、急性心肌梗死、严重心律失常、急性肺水肿等的紧急救护;实施心电监测、电除颤和心脏起搏、胸外心脏按压术等。

3. 维持中枢神经系统功能　包括脑外伤、急性脑血管疾病、急性脑水肿等的紧急救护。注意保护脑细胞的功能,对颅内高压者及时降低颅内压。

4．对症救护措施　包括止血、止痛、止痉、止吐、止喘等。

5．灾害、意外事故的现场救护　包括中毒、中暑、淹溺、触电等的紧急救护。

6．各种创伤的现场救护　包括伤口的止血包扎、骨折的临时固定、腹内脏器脱出的保护、开放性气胸的抢救等。怀疑有脊椎损伤者应立即制动，以免造成瘫痪。对颈椎损伤者，有条件的用颈托加以制动保护，条件有限时可用沙袋或衣物团制动颈部进行保护。现场抢救伤病员时，要掌握松脱衣裤、鞋、帽的技巧。脱衣时先健侧后患侧，必要时剪开衣裤；脱鞋袜时应托起并固定踝部，解开鞋带，然后向下、向前顺脚型脱去鞋袜；脱长裤时伤病员取仰卧位，解开腰带及纽扣，从腰部将长裤推至髋下，保持双下肢平直，将长裤平拉脱出；脱出头盔时应用力将头盔的边向外侧扳开，再将头盔向后上方托起，即可去除。

四、转运及途中监护

转运包括搬运与运输。快速、安全的转运，使伤病员能够得到进一步的救治，对提高抢救成功率、降低伤残率起着重要作用。转运过程中要加强监测和救护，防止转送途中病情恶化、损伤加重，尤其要防止脊髓再次受损伤，这是院前急救成败的关键。

（一）转运技术

1．搬运技术　搬运是把患者从发病现场搬至担架，或从担架搬至救护车、船艇、飞机等，然后送到医院内，安置在病床上的过程。搬运的过程虽然短暂，但对患者的预后很重要，处理不当会加重病情并引起严重并发症。如脑出血患者，搬运不当可使出血加重而形成脑疝；脊椎损伤患者随便搬动或抱扶行走，可致脊髓损伤，引起截瘫甚至死亡等。现场搬运要根据当时的具体情况选择合适的搬运方法和搬运工具。搬运原则是及时、迅速、平稳、安全。具体搬运技术详见第十章。

2．常用的转运工具及特点

（1）担架转运特点：担架转运较平稳、舒适，不受地形、道路限制，工具不足时可用木板、树枝、竹竿等为代用品来临时制作使用。但速度慢、体力消耗大，而且受气候条件影响。

（2）救护车转运特点：速度快、随机性强、受气候影响小，是转运伤病员重要的运输工具之一。但部分伤病员长途转运易产生晕车，出现恶心、呕吐，甚至加重病情。

（3）轮船、快艇转运特点：轮船速度慢、平稳，遇风浪颠簸易引起晕船。汽艇速度快，一般用于洪涝灾害时的运输工具。

（4）飞机转运特点：飞机转运效率高、速度快、平稳，不受道路、地形的影响。但飞机上升，空气中的氧量下降，湿度及气压低，会对肺部病变、腹部手术及气管切开病人不利。

（二）途中监护

1．根据不同的运输工具和病情摆好伤病员的体位　一般伤病员取平卧位，恶心、呕吐者应侧卧位；昏迷伤病员取平卧位，头偏向一侧，以防止窒息；颅脑损伤者应垫高头部；胸部创伤呼吸困难者取半卧位，以利于呼吸；下肢损伤或术后病人应适当抬高下肢15°～20°，以减轻肿胀及术后出血。

2．担架在行进途中，伤病员头部在后，足部在前，以利于观察病情。注意途中安全，必要时在担架上捆绑安全带，并注意防雨、防寒、防暑。

3．对脊椎损伤者应立即制动，保持脊柱轴线稳定，将其身体固定在硬板担架上搬运。对已确定或疑有颈椎损伤者，尽可能用合适的颈托保护颈椎，运送时尽量避免颠簸，不移动伤员身体。

4．救护车在拐弯、上下坡、停车调头中要防颠簸，以免病人病情加重，发生坠落等。

5．空运中要注意保暖和湿化呼吸道。一般将伤病员横放，休克者将头朝向机尾。颅脑外伤或颅内高压者应在骨片摘除减压后再空运。脑脊液漏者因空中气压低会增加漏出液，要用多层纱布加以保护，以防逆行感染。腹部外伤合并腹胀者应行胃肠减压术后再空运。

6．救护人员要充分利用运输工具上的急救仪器、设备、药物，对伤病员实施生命支持，包括输液、吸氧、吸痰、气管插管、气管切开、心肺复苏等措施。严密观察和监测伤病员的意识状态、生命体征、循环情况，一旦病情突变，配合医师紧急抢救。注意保持各种管道通畅，如输液管、气管导管、导尿管、胸腔及腹腔引流管等，避免受压、扭曲、堵塞或脱出。

7．做好抢救、观察、监护等有关医疗护理文件的记录。转送至医院后，做好交接班工作，对已采取的急救措施、伤病员所用药物、各种留置管道以及目前状况等做好详细交班，以便院内医护人员争取时间进行处理。

> **考点：** 院前急救的工作程序

第三节　院前急救的生存链

随着急救医学的发展，人们在实践中发现，急危重症及意外伤害的发病现场，从第一目击者开始至专业救护人员到达现场进行抢救的整个过程中，潜存着一条排列有序的链条。美国心脏协会在 1992 年正式用"生存链（ chain of survival）"一词来描述这一系列措施（图 2-1）。它是由四个紧密联系的环节组成，即早期通路（呼救）、早期心肺脑复苏、早期心脏除颤和早期高级生命支持，环环相扣。每一环节都必须及时、准确、有效的实施。"生存链"的定义是指第一目击者、旁观者、急救调度、急救服务人员、急救医生和护士作为团队，共同协作，共同为抢救生命进行的一系列有序工作。该项工作普及实施得越早越广泛，急危重症病人获救的成功率越高。

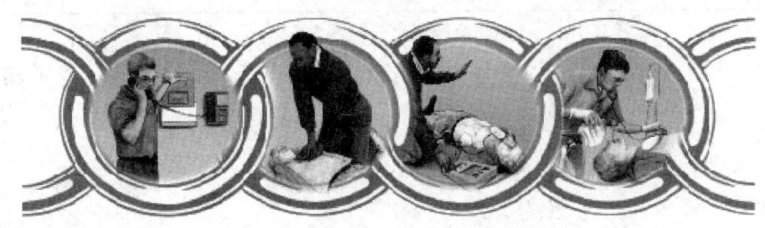

图 2-1　院前急救的"生存链"

一、第一环节——早期通路

早期通路是"生存链"的第一环节。也就是说，当患者发病或意外伤害突发时，从第一现场发出的呼救信号能及时、迅速和畅通地到达当地接受呼救信号应答系统，如美国的"911"急救系统，我国的"120"急救系统等。启动急诊医疗服务系统，救护人员到达现场施救。

二、第二环节——早期心肺复苏

对心跳呼吸骤停的患者，立即进行心肺复苏，为患者的存活赢得宝贵的抢救时机。"第一目击者"——即家属、同事或过路人，应该立即对发生在身边的患者实施现场心肺复苏，也是专业急救人员到达现场前，患者能得到的最好的救护措施。

三、第三环节——早期心脏除颤

心搏骤停的主要原因是心室纤颤，失去泵的作用，心脏很快就会停止跳动。此时，若能及时有效地除颤，使心脏复律、血液循环再续，就能提高复苏的成功率。因而，医疗救援必须备有心脏除颤器。当今，发达国家在家庭、社区及人员密集的场所均备有自动体外除颤仪（automated external defibrillator, AED），其操作简单，使现场最初目击者可尽早使用，争取抢救时机。

四、第四环节——早期高级心肺复苏

高级心肺复苏的具体内容主要是经由气管插管的加压人工呼吸，用"心脏泵"进行胸外心脏挤压，以及适量使用心脏兴奋剂等药物。一般施救者要接受过专业培训，才能保证发挥有效的救助效果。

小结	院前急救是 EMSS 的首要环节和重要基础。其主要任务是争分夺秒地进行现场救护、灾难处理和安全转运急危重症伤病患者，为后续的医疗服务赢得宝贵时间及机会，减少死亡率和伤残率，提高生命质量。其内容主要包括院前急救任务和原则，院前急救服务系统的设置与管理，急危重症伤病员的现场评估、现场救护、转运及途中监护等。院前急救质量的高低直接影响到患者的预后和转归，也是衡量一个国家、一个城市急救医疗反应能力和救护水平的重要标志。因此，救护人员要有高度的职业责任感、严格的时间观念和熟练的救护技能，使需要医疗救援的急危重症伤病员得到及时、正确、高效的救护。

（高占玲）

第三章 急诊科救护

学习目标	1. 解释急救绿色通道。
	2. 描述急诊科的设置。
	3. 知道急诊科的任务、急诊护理工作特点、急诊科护理管理。
	4. 说出急诊护理工作流程、分诊技巧、病情分类及急诊处理。

急诊科是医院急症救治的首诊场所，也是社会医疗服务体系的重要组成部分。急诊科24小时开放，负责来院急诊患者的紧急诊疗服务，为患者及时获得后续的专科诊疗服务提供支持和保障。综合医院急诊科设有内、外、妇、儿、眼耳鼻喉等专科诊室。因此，急诊科是医院整体工作的缩影，其服务质量直接反映了医院的医疗、护理工作质量和医护人员的素质水平。

第一节 急诊科的任务与设置

一、急诊科的任务

（一）急诊

急诊科24小时应诊，接收来院紧急就诊的各类患者，急诊科的医护人员为患者尽快接受治疗和护理提供优质服务。并随时接收由院外救护转送来的患者，对其进行及时有效的救治。

（二）急救

负责急诊就诊和院内、外转送的重症患者的抢救工作，必要时配合急诊手术，挽救患者生命；当发生突发事件或各类自然灾害时，参加现场救护和患者转运工作。

（三）教学培训

承担实习生、进修人员的教学任务，医护人员的培训工作以及大众急救知识的宣传和教育工作；建立和健全各级各类急诊人员的岗位职责、规章制度和技术操作规范。

（四）科研

积极开展有关急危重症救护方面的研究工作，建立和完善岗位职责、各项规章制度和救护操作规程，研究救护新方法、新技术，不断提高医疗救护水平。

二、急诊科的设置

急诊科应具备与医院级别、功能和任务相适应的场所、设施、设备和药品等条件，以保障急诊救治工作及时有效的开展。

急诊科应设在医院门诊部最显著的位置，并临近各类辅助检查科室。入口通畅，设有无障碍通道,应有明显的路标和标识,夜间有指路灯标识,紧急救治绿色通道标识,以方便和引导患者就诊。应明亮通风,候诊区宽敞,就诊流程便捷通畅,建筑格局和设施应符合医院感染管理的要求。

（一）急诊科的设施与布局

1. 预检分诊处（台）　应设立在急诊科入口最醒目的位置,是急诊患者就诊的第一站。预检人员一般由经验丰富的护士担任,具体负责分诊工作。分诊处应设有电话机、对讲机、呼叫设备,以便及时与相关人员、相关科室取得联系;备有常用的医疗检查器械（如血压计、听诊器、体温计、手电筒、压舌板等）。有条件的医院可建立急诊临床信息系统,为医疗、护理、感染控制、医技、保障等部门及时提供信息。另外,为方便患者还应准备轮椅、平车、饮水设施及公用电话等,并配有导诊员。

2. 抢救室　抢救室应设在急诊科入口最近处,有足够的空间和充足的照明。设置一定数量的抢救床,每床占地面积以 25 平方米为宜。抢救室内应备有必需的仪器设备、药品和物品。

（1）抢救仪器设备:中心吸引装置、心电图机、除颤仪、呼吸机、电动洗胃机、生命体征监测仪等。

（2）常用的急救药品:中枢神经兴奋药、拟肾上腺素药、强心药物、抗心律失常药、血管扩张药、利尿药、止血药及常用的液体等。

（3）必备抢救物品:气管插管包、简易呼吸器、静脉切开包、胸穿包、腹穿包、导尿包、各种型号的无菌注射器、无菌手套、氧气装置、备皮用物、胃肠减压器、血压计、体温计、各种导管、开口器、立式灯、压舌板等。

3. 诊察室　一般综合性医院急诊科应设有内科、外科、妇科、儿科、骨科、眼科、口腔科、耳鼻喉科等诊室。在诊察室内除必要的诊察床、桌、椅外,还应根据各专科特点备齐急诊需用的各种器械和抢救用品,并做好定期清洁消毒、检查和维护。

4. 急诊手术室　手术室位置与抢救室、外科诊室相邻,应分为无菌手术室、处置室和器械敷料室三部分。

5. 洗胃室　有条件的医院应设有单独的洗胃室,用于中毒患者洗胃、急救。配备常用的洗胃用品,如胃管、听诊器、压舌板、开口器、洗胃液等,还应配备自动洗胃机 2 台,注意用后立即清洗、经常检修,保证机器能正常运行。

6. 治疗室和处置室　位置应设在护士站附近,便于患者治疗,进行各项护理操作。根据医院条件不同,可分为准备室、注射室、输液室、处置室等,各室内应有相应的配套设施。

7. 隔离室　有条件的医院应设有隔离室,房间内配有专用上下水系统,患者在本室内能够满足基本生活所需。遇有疑似传染病的患者,护士应及时通知医生到隔离室内诊治,患者的分泌物、排泄物按传染病要求处理。凡确诊为传染病的患者,应及时送入传染病科或传染病院诊治。

8. 急诊观察室　观察室床位数一般按医院总床位数 2% ~ 5% 设置。观察床单位配备物品按住院床单位标准配备。书写正规病历,建立医嘱本、病情交班本和各种护理记录,对患者采取分级护理和晨晚间护理制度。患者留观时间原则上不超过 72 小时。

9. 急诊重症监护室（EICU）　位置最好临近急诊抢救室,一般设监护床 2 ~ 6 张。室内配备监护仪、除颤仪、呼吸机、起搏器、心电图机、供氧装置、负压装置等设备,随时掌握患者的病情变化。

10. 其他 在外科诊室附近设清创室、骨科诊断室和石膏室。急诊科还可设置急诊药房、急诊检验科、急诊放射科、急诊超声室、急诊 CT 室、急诊挂号室、急诊收费处、保安室等。

（二）急救绿色通道

急救绿色通道即急救绿色生命安全通道，是指对急危重症病人一律实行优先抢救、优先检查和优先住院的原则，医疗相关手续按情况补办。包括分诊、接诊、检查、治疗、手术及住院等环节上，实施快速、有序、安全、有效的急救服务。急救绿色通道的建立是救治危重症患者最有效的机制，能有效缩短救治时间，降低伤残率和病死率，提高生命的救治成功率和生存质量。

1. 进入急救绿色通道的患者范围 原则上所有生命体征不稳定和可能危及生命的各类急危重病人均应纳入急救绿色通道，但具体把哪些病人纳入急救绿色通道，各医院可能有所不同，这与各医院的医疗人力资源、医疗设施配置、医疗水平、急救制度及病人结构等多种因素有关。

2. 急救绿色通道的硬件要求

（1）急救绿色通道流程图：在急诊大厅设立简单明了的绿色通道流程图，方便患者及家属快速进入急救绿色通道的各个环节。

（2）急救绿色通道的醒目标志：在预检分诊处、抢救通道、药房、放射科、手术室、收费窗口、化验室等部门应有明显的标识及独立的窗口。

（3）方便有效的通讯设备：根据医院的情况配置相应的通讯设备，如对讲机、有线或无线电话、可视电视等设备，保证院内、院外的急救信息畅通。

（4）急救绿色通道的医疗设备：根据医院条件可配置必要的医疗设备，如移动病床、多功能监护仪、简易呼吸器、心电图仪、除颤仪、起搏器、气管插管设备、呼吸机等。

3. 急救绿色通道的人员要求

合理配置急诊人力资源，定期开展急救技术培训、急诊专科护士培训。急救绿色通道的各环节人员 24 小时值班，能胜任自己岗位的工作并定期进行工作的总结与改进，不断提升急救绿色通道的急救工作水平。设立急救绿色通道小组，由业务院长、医务科科长、急诊科主任、护士长组成。

4. 急救绿色通道相应制度

（1）急救绿色通道的首诊负责制：由医护人员根据急救绿色通道制度决定启动绿色通道，通知相关科室，并及时按流程上报。首诊负责制的第一接诊医生对其接诊患者，特别是急危重症患者的检查、诊断、治疗、会诊、转诊、转科、转院等工作负责到底。

（2）急救绿色通道记录制度：进入急救绿色通道的患者应有详细的登记，包括姓名、性别、住址、联系电话、病情和初步诊断等。患者的处方、辅助检查申请单等加盖"急救绿色通道"的标志，保证患者抢救、检查、转运的畅通。

（3）急救绿色通道转运制度：患者需要转运、转诊、转院时应由首诊医护人员做好安排并陪同，保证转运、转诊、转院的救护工作顺利，保证患者的生命安全，交接患者时，认真交接并填写转交接登记本，做好记录。

（4）急救绿色通道备用药品管理制度：急诊科应备有常规抢救药物，并有专人负责保管。抢救急救绿色通道的患者可按急需先用药、后付款。

第二节 急诊科护理工作

案例

一辆公共汽车发生肇事后，车上有几名乘客有不同程度的受伤。

A 女，20 岁，大腿较大伤口流血，呼吸 20 次/分，脉搏 100 次/分，意识清。

B 女，50 岁，左前臂闭合性损伤，呼吸 17 次/分，脉搏 85 次/分，意识清。

C 男，38 岁，胸廓塌陷，无呼吸，无脉搏，各种反射均消失。

D 男，2 岁，无明显损伤，呼吸 30 次/分，脉搏 120 次/分，不停哭叫。

E 女，27 岁，昏迷，头皮有 6cm 的裂伤，呼吸 20 次/分，脉搏 100 次/分。

思考：

1. 请你运用分诊技巧，判断伤员的病情各属于哪类？

2. 分诊护士应怎样分诊，目标反应时间是多少？

一、急诊护理工作特点

1. 急 急救工作具有很强的时间性，急诊患者发病急、变化快、来势凶险，所以一切工作突出一个"急"字，要分秒必争、迅速处理。这决定了急诊护士应有巨大的潜能，投入高速度、高效率的工作。要求急救护理人员在急救过程中要做到反应迅速，抢救及时，牢固树立"时间就是生命"的观念。

2. 忙 急诊患者来诊时间、人数、病种及危重症程度难以预料，随机性大，可控性小，尤其是发生意外灾害、事故、急性中毒、传染病流行等情况时，患者常集中就诊。所以急诊工作十分繁忙，这就要求平时要有严密的抢救流程、明确的分工与合作，在抢救大批伤员的时候才能做到有条不紊，忙而不乱。

3. 多学科性 急诊患者病种复杂，疾病谱广，几乎涉及临床各个科室，常需多科人员协作诊疗。因此要有高效能的指挥组织系统和协作制度。

4. 易感染性 急诊患者因无选择性，常有传染病患者，易造成交叉感染。因此，要特别注意无菌操作和严格执行消毒隔离制度。

5. 涉法及暴力事件多 急诊科护士会遇到涉及法律问题的患者，如服毒自杀、车祸、打架斗殴等。因此，要遵守医疗法规及要有高度的自控力，防止发生医患冲突。

二、急诊护理工作流程

科学、高效的急诊科护理工作程序，有利于急诊护理工作规范化、程序化、系统化，也是提升医院工作效率和质量，加强急诊护理内涵建设的重要内容。急诊护理工作流程包括接诊、分诊、处理等环节（图 3-1）。各个环节紧密相连，对每个环节进行规范管理，最大限度地保障急诊病人的救护成功。

（一）接诊

接诊是指医护人员对到达医院急诊科的急诊患者，在最短的时间内，对患者的病情做出较明确的初步判断，并根据患者的病情和医疗条件，拟定合适的治疗方案。

预检分诊护士要热情接待就诊患者，将患者迅速接诊就位，一般急诊者可以安排坐位

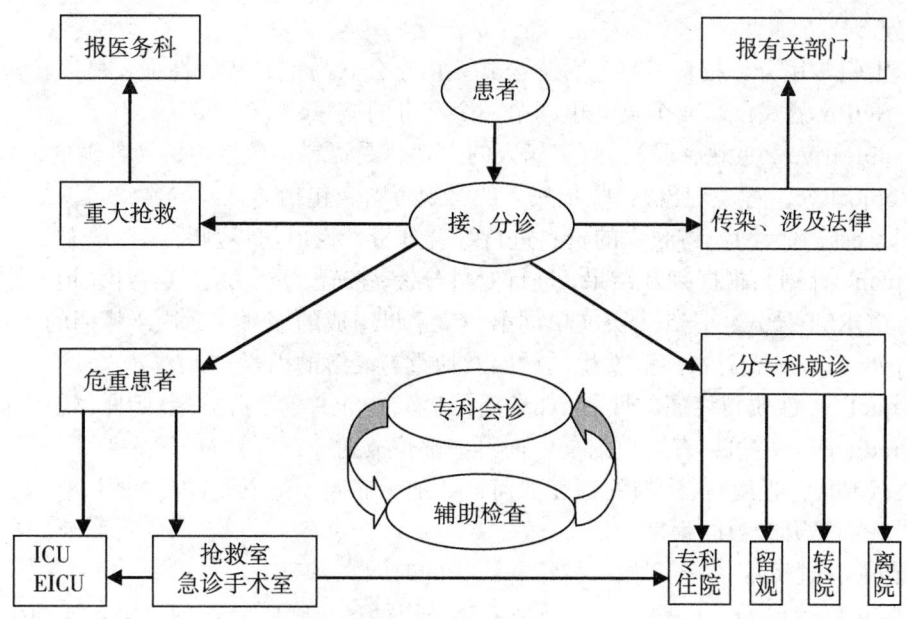

图 3-1　急诊护理工作流程

就诊；对危重症患者根据不同的病情安排合理的体位就诊；由急救车送来的患者应主动到急诊科门口接应，并与 120 人员一起将患者安置到合适的位置，并与 120 人员进行交接登记。

（二）分诊

分诊是指根据患者的主诉及主要症状和体征，分清疾病的轻、重、缓、急及隶属专科，进行初步的诊断，并安排救治程序及分配就诊的技术。同时登记入册，分诊一般在 2 ~ 5 分钟内完成。所有急诊患者均要通过分诊护士的分诊后，才能得到专科医生的诊治，因此，分诊是急诊护理工作中最重要的专业技术。一个合格的分诊护士，不仅应具有多专科疾病的医疗护理知识、病情发展的预见能力，而且是集护理学、医学、心理学和社会学知识于一身的护理工作者。当遇到危重患者时，要灵活处理，先抢救，后挂号及补办相应手续，以便为抢救争取时间。

1．资料收集

（1）询问：通过问诊，得到病人的主观资料，即主诉及其相关的伴随症状，并了解病人对疾病的感受，心理状态与行为反应及社会情况，了解与现病史有关的既往史、用药史、过敏史等。在问诊过程中应注意病人及家属倾向性的表述，根据病情有目的地进行询问，使收集的资料真实全面。如发现病人陈述不清楚、不全面，切不可用自己的主观臆断套问或暗示病人，以免使问诊资料与实际不符，不要给病人精神上带来不良刺激或产生不良影响。

（2）观察：护士运用眼、耳、鼻、手等感官来收集病人的客观资料，即主要的体征。用眼观察病人的一般情况，如意识、精神状态、面容表情、肤色、体位及瞳孔等有无异常改变；观察排泄物和分泌物的颜色、量、性质的情况。用耳朵去辨别病人身体不同部位发出的声音，如呼吸音、咳嗽音、心音、肠鸣音等变化。用鼻去辨别病人发出的特殊气味。用手去触摸病人的脉搏来了解其频率、节律及充盈度，触摸疼痛部位来了解疼痛涉及范围与程度，触摸病人的皮肤来了解体温等。还可借助听诊器、体温计、血压计、手电筒、压舌板等进行护理查体，心电图机、血糖仪等仪器可用来进行检查，收集资料。

2．分诊技巧

临床上将常用分诊技巧概括为分诊公式，由于公式易记，实用性强，所以较常用。

（1）SOPA 公式：是 4 个英文单词第一个字母的缩写。

S（subjective，主观感受）：收集病人的主观感受资料，包括主诉及伴随的症状。

O（objective，客观现象）：收集病人的客观资料，包括体征及异常征象。

A（assess，估计）：将收集的资料进行综合分析，得出初步判断。

P（plan，计划）：根据判断结果，进行专科分诊，按轻、重、缓、急有计划地安排就诊。

（2）PQRST 公式：是 5 个英文单词第一个字母组成的缩写，适用于疼痛的病人。

P（provoke，诱因）：疼痛发生的诱因及加重与缓解的因素。

Q（quality，性质）：疼痛的性质，如绞痛、钝痛、电击样、刀割样、针刺样、烧灼样痛等。

R（radiate，放射）：有否放射痛，向哪些部位放射。

S（severity，程度）：疼痛的程度如何，如把无痛到不能忍受的疼痛用 1 ～ 10 的数字来比喻，相当于哪个数的程度。

T（time，时间）：疼痛开始、持续、终止的时间。

（3）CRAMS 评分：CRAMS 评分是主要采用循环、呼吸、运动、语言 4 项生理变化加解剖部位的一种简易快速、初步判断伤情的方法。为便于记忆，以 CRAMS 代表，每项正常为 2 分，轻度异常为 1 分，严重异常为 0 分，总分 ≤ 8 为重伤。CRAMS 记分总分越小，伤情越重。

C（circulation，循环）：毛细血管充盈正常和收缩压 > 100mmHg 为 2 分，毛细血管充盈延迟和收缩压 85 ～ 99mmHg 为 1 分，毛细血管充盈消失和收缩压 < 85mmHg 为 0 分。

R（respiration，呼吸）：正常为 2 分，急促、浅或呼吸频率 > 35 次 / 分为 1 分，无自主呼吸为 0。

A（abdomen，腹胸部）：无压痛为 2 分，有压痛为 1 分，肌紧张、连枷胸或有穿通伤为 0 分。

M（motor，运动）：运动自如为 2 分，对疼痛有反应为 1 分，无反应或不能动为 0 分。

S（speech，语言）：正常为 2 分，谵妄为 1 分，讲不清完整的词语为 0 分。

3．病情分类

Ⅰ类：急危症，有生命危险，生命体征不稳定需要立即急救。如心跳呼吸骤停、剧烈胸痛、持续严重心律失常、严重呼吸困难、重度创伤大出血、急性中毒及老年复合伤。分诊护士应安排患者进入急救绿色通道和抢救室。目标反应时间：即刻。每个病人都应在目标反应时间内得到治疗。

Ⅱ类：急重症，有潜在的生命危险，病情有可能急剧变化。如心、脑血管意外、严重骨折、突发剧烈头痛、腹痛持续 36 小时以上、开放性创伤、儿童高热等。分诊护士应指导患者进入各诊室优先就诊。目标反应时间：< 10 分钟。即在 10 分钟内给予处理，能在目标反应时间内处理 95% 的病人。

Ⅲ类：亚紧急，生命体征尚稳定，急性症状持续不能缓解的病人。如高热、呕吐、轻度外伤、轻度腹痛等。分诊护士应指导患者进入各诊室候诊。目标反应时间：< 30 分钟。能在目标反应时间内处理 90% 病人。

Ⅳ类：非紧急，病人病情不会转差的非急诊患者。分诊护士指导患者在急诊候诊或去门诊候诊。目标反应时间：< 180 分钟。能在目标反应时间内处理 90% 病人。

4．分诊要求

（1）急诊预检分诊护士必须由业务熟练、责任心强的护士来担任。

（2）分诊护士必须坚守工作岗位，因故临时离开时必须由护士长安排能够胜任的护士替代。

（3）预检分诊护士对来急诊科就诊的患者，按轻、重、缓、急依次办理分科就诊手续，并做好预检分诊登记，包括姓名、性别、年龄、职业、接诊时间、初步判断、是否传染病患者、去向等项目，书写规范，字迹清楚。

（4）如分诊有错误，应按首诊负责制处理，即首诊医生先看再会诊或转诊，护士应做好会诊、转诊、转科协调工作。

（5）遇急、危、重病人应立即将其送入急救绿色通道，要实行先抢救后补办手续的原则。

（6）遇成批伤病员时，对病人进行快速检伤、分类，分流处理，并立即报告上级及有关部门组织抢救。

（7）遇患有或疑似传染病人来院急诊，应将其安排到隔离室就诊。

（8）对于由他人陪送而来的病人，先予分诊处理，同时做好保护工作。神志不清者，应由两人以上的工作人员将其随身所带的钱物收拾清点并签名后上交保卫科保存，等亲属来领取。

（三）急诊处理

医护人员根据初步诊断掌握的情况，选择合适的治疗方案，采取相应的处理措施，对患者进行适当的处理。

1．危重患者 严格遵守先抢救后补办手续的原则。病情危急的病人应立即抢救，在医生未到达前，护士可根据病人情况按抢救程序给予紧急处理，如给氧、吸痰、止血、建立静脉通道、气管插管、心肺复苏、除颤等，并随时观察病情变化。医生到达后，立即汇报处理情况，积极配合抢救，正确处理医嘱，密切观察病情动态变化，为医生提供有关资料。需要手术者，应通知手术室做好手术准备，对不能搬动且急需手术者，可在急诊室及时安排进行手术，待病情平稳后，即可转入病房，做好相关记录，以备查用。

2．一般患者 由分诊护士护送患者至相关科室就诊，对病情复杂难以确定科别的，应在急诊科进行检查及观察，待病情确定后根据首诊负责制处理。

3．传染病患者处理 疑似传染病患者进入隔离室，确诊后转入相应的科室或传染病院进一步治疗，同时做好传染病的报告和消毒隔离工作。

4．成批伤员处理 护士积极参与抢救工作的同时做好协调工作，尽快使病人得到分流处理。

5．特殊患者的处理 遇交通事故、吸毒、自杀等涉及法律问题者，除积极抢救外还应迅速报告有关部门。

6．患者转运处理 转运途中必须有医护人员的陪同监护，备常规急救药品和氧气袋、简易人工呼吸器等，保证患者途中的生命安全，并做好患者的交接登记手续。

考点： 急诊护理工作流程

第三节　急诊科护理管理

急诊科的护理管理是医院护理管理的重要组成部分，其护理管理的质量反映了一个医院的管理水平。重视和加强急诊科的护理管理，落实急诊科的各项管理制度，培养急诊科护士的良好素质，是提高救护质量的关键。

一、急诊科护理组织管理形式

急诊科护士长作为医院急救领导小组成员，接受护理部和急诊科主任的双重领导，护理人员受科主任和护士长的双重领导，以护士长为主。急诊科护理管理有其特殊性，但在行政管理上也接受门诊部、医务科的领导和监督。

二、急诊科的护理质量管理

实行护士长领导下的护理组长时间段负责制的运行方法，护理组长实行竞聘上岗，每组由 5～6 名护士组成，护士长对急诊科的护理管理和质量总体负责，护理组长对在岗时间段的护理质量负责，实行弹性工作制。落实了各时间段的质量管理责任，提高了急诊管理水平。

三、急诊科主要规章制度

急诊科护理工作制度是保障护理人员职责明确，工作有章可循，达到护理工作规范化、护理操作程序化，从而更好地为患者服务的目的。急诊科应严格落实《全国医院工作条例》中规定的各项规章制度，并根据相关要求，结合急诊科工作实际情况制订适合本部门的工作制度和有关规定。制定切实可行的急救程序、急救技术操作规程及相关的质量标准和急救应急预案。

（一）建立健全各项基本制度

如《急诊抢救制度》《首诊负责制度》《预检分诊制度》《急诊科护理值班制度》《急诊科护理查房制度》《急诊科护理交接班制度》等，从而使急诊科各个岗位上的护理人员明确自己的职责，有利于更好地开展工作。

（二）建立健全各项抢救制度

如昏迷、出血、休克等各项急症的护理常规，气管插管、呼吸机、除颤仪等仪器的使用常规，以及呼吸衰竭、心力衰竭、脑出血、心肌梗死、休克、中毒等急危重症的抢救常规，其主要目的是使各项护理操作规范，从而达到操作程序化。

四、急诊科的设备管理

（一）仪器的配置

急诊科除一般科室的配置外，还应配置一些常用的抢救设备，配备呼吸机、心电监护仪、洗胃机、除颤仪、输液泵等，便携式监护仪、氧气筒或氧气袋、吸引器、担架、急救箱等设备。

（二）仪器的管理

1. 急诊科对各种仪器应设有台帐，并要做到帐目清楚，帐物相符。

2. 仪器由专人保管、专人负责，按不同仪器管理要求定期清点并检查仪器运转情况，使之始终保持在备用状态。

3. 对贵重仪器要制定出操作规程，写出书面文字卡片，连同使用登记本挂在仪器旁，每次使用要进行记录，便于了解仪器的使用情况。

4．严格检查、检修制度，并进行必要的消毒，时刻保持仪器处于备用状态。

5．操作人员必须经过培训，了解仪器结构和性能，掌握正确的使用方法、适应证及注意事项。

6．各类仪器要定位存放，要做到"五防"，即防潮、防震、防热、防尘、防腐蚀。

小结	急诊科承担着接收各类急危重症患者，对其进行抢救、治疗和护理，同时还承担着院前急救、教学培训和科研等工作。其内容主要包括急诊科的任务与设置、急诊护理工作特点、急诊护理工作流程、急诊科的护理管理等。急诊科急救工作是医院工作的重要部分，它反映了一个医院的急救医疗水平，是衡量医院工作质量与管理水平的重要标准。急诊科的急救质量和管理水平，直接影响急诊患者的预后和转归，因此要求急救人员必须掌握急救技能和工作流程，使急危重症患者能够得到及时有效的救治。

（王柏舟）

第四章 危重症监护

<table>
<tr><td rowspan="5">学习目标</td><td>1. 知道 ICU 的模式、人员编制、床位设置及基本功能。</td></tr>
<tr><td>2. 解释中心静脉压（CVP）的概念。</td></tr>
<tr><td>3. 说出 ICU 的感染控制及监护分级。</td></tr>
<tr><td>4. 描述动脉压、CVP 及心电图监测的方法，常见的异常呼吸类型及判别方法。</td></tr>
<tr><td>5. 熟记常见监测指标的正常值及临床意义。</td></tr>
</table>

重症医学（CCM）是研究危及生命的疾病发生、发展规律及其诊治方法的临床医学学科，是反映和衡量医院抢救水平的标杆，是现代化医院不可或缺的重要组成部分。重症监护病房（intensive care unit，ICU）是重症医学的临床基地，集中了经过专业训练的医护人员，利用现代化医疗监测仪器和设备，对急危重症病人进行集中监测、强化治疗及护理的一种特殊场所。目前，在越来越多的医院中，ICU 显示出强大的生命力，在重症患者的抢救方面取得了巨大的成就，在医院的重要地位日益突出。

第一节 ICU 的设置与管理

ICU 建设是医院现代化的一个标志，也是医学发展的需要。ICU 核心技术为器官功能监测与支持技术。ICU 的设置与管理，应符合国家的有关标准。为促进我国重症医学的发展，规范我国医疗机构 ICU 的组织与管理，中华医学会重症医学分会制定了《中国重症加强治疗病房建设与管理指南（2006）》。

一、ICU 的设置

（一）ICU 模式

ICU 模式主要根据医院的规模及条件决定，如专科 ICU、部分综合 ICU 和综合 ICU；全时服务的 ICU 或部分时间服务的 ICU。

1. 专科 ICU 一般是临床二级科室所设立的 ICU，专门收治某个专科危重病员，多属某个专业科室管理，对抢救本专业的急危重病员有较丰富的经验。如心内科监护病房（CCU）、呼吸内科监护病房（RICU）等。

2. 部分综合 ICU 介于专科 ICU 与综合 ICU 之间，即由医院内较大的一级临床科室为基础组成的 ICU，如外科、内科、麻醉科 ICU 等。

3. 综合 ICU 是一个独立的临床业务科室，受院部直接管辖，收治医院各科室的危重病人。

部分时间服务的 ICU 通常仅在正常工作时间有专职人员负责，其他时间则由病人原所在科的值班人员处理，这种 ICU 可以减少 ICU 专业人员的配备。

（二）ICU 的设置

ICU 应在特殊的地理位置，设置于方便患者转运、检查和治疗的区域。周围环境要相对安静，以保证病人的治疗和休息；具备良好的通风、采光和消毒条件，最好装配空气净化系统，室温应维持在（24.0±1.5）℃左右，湿度控制在 55%～60%；建立完善的通讯系统、网络与临床信息管理系统、广播系统。

1. 人员编制　合理的护理人力配置是满足病人护理需求、保证护理质量和病人安全的首要前提。ICU 各类危重病人集中在一起，工作量大，治疗手段繁多，设备现代化，技术新，知识更新快，故医护人员的配备要明显高于其他科室。一般综合性 ICU 要求医生与床位的比例达到 1.5:1～2:1，护士与床位的比例为 3:1～4:1。

2. 床位设置　ICU 的病床数量根据医院等级和实际收治患者的需要，一般以该 ICU 服务病床数或医院病床总数的 1%～4%，每个 ICU 管理单元以 8～12 张床位为宜。ICU 每床的占地面积不少于 20 平方米。每个 ICU 最少配备一个单间病房，面积为 18～25 平方米。

3. 仪器设备　包括监测设备和治疗设备两种。常用的监测设备有：多功能生命体征监测仪、呼吸功能监测装置、血气分析仪、血流动力学监测设备、血氧饱和度监测仪及心电图机等；治疗设备有：输液泵、注射泵、呼吸机、心脏除颤仪、临时心脏起搏器、主动脉内球囊反驳装置、血液净化装置及麻醉机等；影像学检测设备包括：床边 X 线机、超声设备、纤维支气管镜等；完善的通讯系统、网络与临床信息管理系统。

二、ICU 的管理

（一）ICU 的功能

综合性 ICU 应具备以下功能：①有心肺复苏能力；②有呼吸道管理及氧疗能力；③有持续性生命体征监测和有创血流动力学监测的能力；④有紧急作心脏临时性起搏能力；⑤有对各种检验结果做出快速反应的能力；⑥有对各个脏器功能较长时间的支持能力；⑦有进行全肠道外静脉营养支持的能力；⑧能够熟练地掌握各种监测技术和操作技术；⑨在病人转送过程中有生命支持的能力。

（二）ICU 的收治对象

ICU 收治范围包括临床各科的危重病人。所谓危重病人系指病情危重，处于生死关头，随时都有生命危险的病人。ICU 收治对象主要包括：①创伤、休克、感染等引起多系统器官功能衰竭者；②心肺脑复苏术后需对其功能进行较长时间支持者；③严重的多发性复合伤；④物理、化学因素导致危急病症，如中毒、溺水、触电、虫蛇咬伤和中暑者；⑤有严重并发症的心肌梗死、严重的心律失常、急性心力衰竭、不稳定型心绞痛病人；⑥各种术后重症病人或者年龄较大，术后有可能发生意外的高危病人；⑦严重水、电解质、渗透压和酸碱失衡病人；⑧严重的代谢障碍性疾病，如甲状腺、肾上腺和垂体等内分泌危象病人；⑨各种原因导致的大出血、昏迷、抽搐、呼吸衰竭等各系统器官功能不全需要支持者；⑩脏器移植术后及其他需要加强护理者。

（三）ICU 感染控制

ICU 是院内感染的高发区域，感染部位包括肺部感染、尿路感染、伤口感染等。主要原因为：病情危重，机体抵抗力低下，易感性增加；感染患者相对集中，病种复杂；各种侵入性治疗、护理操作较多；多重耐药菌在 ICU 常驻等。院内感染管理成为了 ICU 护理工作的重要组成部分。

1. 工作人员管理　工作人员进入 ICU 要更换专用工作服、换鞋、戴口罩、洗手。严格执行手卫生规范和正确使用手套。每年接受院内感染控制相关知识的培训。

2. 患者管理　感染患者与非感染患者应分开安置，同类感染患者相对集中。对于空气传播的感染，如开放性肺结核，应隔离于负压病房。接受器官移植等免疫功能明显受损患者，应安置于正压病房。如无禁忌证，应将患者床头抬高 30°～45°。

3. 探视管理　尽量减少不必要的访客探视。探视者进入 ICU 前须穿隔离衣、戴口罩和穿鞋套。对疑似有高传染性的感染患者如禽流感、SARS 等，应避免探视。

4. 医疗操作流程管理　各项医疗、护理操作严格执行无菌技术原则。各种引流应保持密闭性和引流管通畅。做好口腔护理、声门下分泌物吸引和呼吸管道护理，预防呼吸机相关性肺炎的发生。

5. 物品管理　规范使用一次性物品；用后物品按照使用规范和院内感染管理要求进行清洁、消毒或灭菌处理；定期对仪器、设备进行清洁消毒；病床、台面、桌面等定期擦拭消毒。

6. 环境管理　定期对病室进行彻底清洁和消毒，定时开窗通风或机械通风；地面湿式清扫，拖布分区放置、固定使用、定期更换；治疗室、处置室清洁整齐，每日进行空气消毒，每月有空气培养记录。

7. 抗菌药物管理　根据细菌培养与药敏试验结果，合理应用抗生素。

8. 废物与排泄物管理　处理废物与排泄物时做好自我防护，防止体液接触暴露部位和锐器伤。医疗废物分类放置，规范处理。

9. 监测与监督　常规监测院内感染的发生率、感染类型、常见病原体和耐药状况等。

（四）ICU 监护分级

在 ICU 内进行监护的患者，根据病情、严重程度及监护需要，可分为一级、二级和三级监护。临床上根据病种及病情需要，选择适宜的监测指标及监护分级，以减轻病人的经济负担、减少不必要的浪费。各级监护的适应对象及监护要求如下：

1. 一级监测　病情重，一般都有两个以上脏器功能衰竭者。

（1）连续监测心电图、动脉血压，每 2～4 小时测一次中心静脉压（CVP）和（或）肺毛细血管楔压（PCWP），每 8 小时测一次心排出量。

（2）每小时测呼吸频率，每 4～6 小时查一次动脉血气，连续监测 SpO_2。行机械通气治疗时，应显示潮气量（VT）、肺活量（VC），吸入氧浓度（FiO_2）及气管内压力等。

（3）测每小时尿量及比重，每 4～6 小时总结一次出入量平衡情况。

（4）每 12 小时查一次血糖、血浆电解质及血细胞比容，每日检查血常规、BUN 和血肌酐。胸部 X 线根据情况随时检查。

（5）每 4～6 小时测一次体温，必要时可连续监测。

2. 二级监测　病情重，一般都有一个以上脏器功能衰竭者。

（1）连续监测心电图，每 1～2 小时测血压一次，每 2～4 小时测一次 CVP。

（2）每小时测呼吸频率，每 8 小时查一次动脉血气，使用呼吸机治疗者，应随时查。连续监测 VT、VC 及气管内压力。

（3）测 2 小时尿量及比重，每 8 小时总结一次出入量平衡情况。

（4）每 8 小时测体温一次。

（5）每日查血和尿常规、血浆电解质、血糖、BUN。胸部 X 线检查可根据情况随时检查。

3．三级监测　病情相对较轻，已脱离危险期的恢复期患者和大手术后的患者，但仍需监护者。

（1）连续监测心电图，每 1 ～ 2 小时测血压一次。

（2）每 1 ～ 2 小时测一次呼吸频率，每日查动脉血气。

（3）监测尿量，每小时查尿量及比重，每 24 小时总结出入量平衡。

（4）每 8 小时测一次体温。

（5）每天查血、尿常规，血浆电解质及血糖，必要时查肝、肾功能及胸部 X 线。

考点：ICU 感染的控制

第二节　ICU 监测技术

案例

患者，男，42 岁，高处坠落伤，于 2012 年 6 月 20 日 15：00 被送入急诊室抢救，初步诊断"复合外伤，失血性休克，呼吸衰竭"，于 16：00 由急诊室收入 ICU 科行进一步抢救、监护及治疗。

思考：

1. 该患者入 ICU 后，你作为责任护士应该对其进行哪些指标的监护，如何监护？

2. 对患者的各项监护指标如何进行分析及判定，以便及时发现异常情况，及时处理？

一、血流动力学监测

血流动力学监测可分为无创监测和有创监测。前者是应用对组织器官没有机械损伤的设备和方法，经皮肤或黏膜等途径，间接取得有关心血管功能的各项参数，如自动的无创动脉血压监测（NIBP）、心电图等。无创血流动力学监测已成为重症监护的重要监测手段。后者是指经体表插入各种导管或监测探头到心脏和（或）血管腔内，利用各种监测仪或监测装置直接测定各项生理参数，如中心静脉压、漂浮导管等。两者主要用于各科危重患者、创伤、休克、呼吸衰竭、心血管疾病，以及心脏外科、颅脑外科等较大而复杂手术后的监测。

（一）心率监测

1．正常值　正常成人安静时的心率（HR）应在 60 ～ 100 次 / 分，随着年龄的增长而变化。小儿心率较快，老年人心率较慢，同时心率还受性别、运动、情绪、药物及各种病理情况的影响。

2．心率监测的临床意义

（1）判断心输出量：心率对心输出量的影响很大。在一定范围内，随着心率的增加，心排血量会增加。心输出量（CO）＝每搏输出量（SV）× 心率（HR）。当心率太快（＞ 160 次 / 分）或过慢（＜ 50 次 / 分）时，心排血量都会减少。进行性心率减慢是心脏停搏的前奏。

（2）判断休克：失血性休克时，心率的改变最为敏感，心率增快多在血压降低之前发生。故严密监测心率的动态改变，对早期发现休克极为重要。休克指数 = HR/SBP。指数为 0.5 表示无休克，1.0 ～ 1.5 表示休克，> 2.0 为严重休克。

（3）估计心肌耗氧：心肌耗氧（MVO_2）与心率的关系极为密切。心率的快慢与 MVO_2 大小呈正相关。心率与收缩压的乘积（Rpp）反映了心肌耗氧情况，$Rpp = SBP \times HR$。正常值应 < 12 000，若 > 12 000 提示心肌氧耗增加。

（二）动脉压监测

1. 影响血压的因素　影响动脉压（ABP）的因素包括心排血量、循环血容量、周围血管阻力、血管壁的弹性和血液黏滞度等 5 个方面。

2. 测量方法

（1）无创血压监测：常用的是袖套测压和自动化无创动脉测压。

（2）动脉穿刺插管直接测压法：是一种有创的测量血压的方法。它可以反映每一心动周期内的收缩压、舒张压和平均压。但由于其具有创伤性，应用过程中可能出现动脉穿刺插管的并发症如局部血肿、血栓形成等，故应严格掌握应用指征，熟悉穿刺技术、测压系统的原理并做好护理。

3. 血压监测的临床意义　①收缩压（SBP），其重要性在于克服各脏器的临界关闭压，保证脏器的供血。如肾的临界关闭压为 70mmHg（9.33kPa），当收缩压低于此值时，肾小球滤过率减少，发生少尿。②舒张压（DBP），重要性在于维持冠状动脉灌注压（CPP），CPP 等于 DBP 和左心室舒张期末压（LVEDP）的差值。③平均动脉压（MAP）：$MAP = DBP + 1/3$ 脉压，正常值为 60 ～ 100mmHg。MAP 与心排血量和体循环血管阻力有关，是反映脏器组织灌注情况的指标。

（三）中心静脉压监测

中心静脉压（CVP）是指胸腔内上、下腔静脉的压力，由右心室充盈压、静脉内血容量、静脉收缩压和张力、静脉毛细血管压等组成。是评估右心室前负荷及右心功能的重要指标，与静脉张力和右心功能有关，不能反映左心功能。CVP 正常值为 5 ～ 12cmH_2O。

1. 临床意义　CVP 过低（2 ～ 5cmH_2O），提示右心充盈不佳或血容量不足；CVP 过高（15 ～ 20cmH_2O），则表示右心功能不良。临床实践中，通常连续测定观察其动态变化比单次监测更具有指导意义。CVP 结合其他血流动力学参数综合分析，则在危重病人抢救治疗中有很高的参考价值。

2. 适应证　①各类大、中型手术，尤其是心血管、颅脑和胸部大而复杂的手术；②各种类型的休克；③各种原因引起的血容量不足；④右心功能不全；⑤大量静脉输血、输液或需静脉高能量营养治疗者等。

3. 监测方法　经皮穿刺监测中心静脉压，主要经颈内静脉或锁骨下静脉，将导管插至上腔静脉；也可经股静脉用较长的导管插至下腔静脉。

4. 注意事项　①判断导管插入腔静脉或右心房无误；②将玻璃管零点置于第 4 肋间右心房水平；③确保静脉内导管和测压管道系统内无凝血、空气，管道无扭曲等；④测压时确保静脉内导管畅通无阻；⑤加强管理，严格无菌操作。

（四）肺动脉楔压（PAWP）监测

肺动脉楔压是指漂浮导管在肺小动脉楔入部位所测得的压力。它是评估左心前负荷和右心后负荷的指标，有助于判定左心室功能，反映血容量是否充足，从而指导临床。PAWP 正常值为 6 ～ 12mmHg。

1. 临床意义　① PAWP > 18mmHg，提示左心功能不全、急性心源性肺水肿；

PAWP ＜ 6mmHg，表示体循环血量不足；12 mmHg ＜ PAWP ＜ 18 mmHg，是诊断急性肺损伤和 ARDS 的重要指标。②指导治疗：为扩容补液，应用强心药物、血管收缩剂和血管扩张剂提供依据，同时还可判断治疗效果和预后。③选择最佳的 PEEP。

2．适应证　①急性呼吸窘迫综合征（ARDS）并发左心衰时；②循环功能不稳定病人；③区分心源性肺水肿和非心源性肺水肿。

> **考点：** 心率、动脉血压及中心静脉压监测的临床意义

二、心电图监测

心电图（electrocardiogram，ECG）主要反映心脏兴奋的电活动。对各种类型的心律失常具有独特的诊断价值。特征性的心电图改变和演变是诊断心肌梗死最可靠和最实用的方法，心律失常或传导障碍、心肌损害、药物及电解质改变等均可导致心电图特征性的改变。因此，心电图监测被列为危重症患者常规的监测手段。

（一）心电图监测的临床意义

1．及时发现和识别心律失常　如各种有创监测和治疗、大手术、酸碱失衡和电解质紊乱等均可引起心律失常。

2．及时发现心肌缺血或心肌梗死，并反映治疗情况。

3．监测电解质改变　如低钾血症、低钙血症、高镁血症等在心电图上都有特征性的改变。

4．观察起搏器的功能。

（二）心电监测方法

1．心电监测仪的种类

（1）多功能床旁监护仪：由一台中央监测仪和 4 ～ 6 台床边监测仪组成。可持续监测心电图、心率、血压、血氧饱和度、体温及呼吸，并能对所监测的信号进行一定的分析和处理，是 ICU 最常使用的心电图监测方法。

（2）动态心电图监测仪（Holter 心电图监测仪）：该仪器可分为分析仪和记录仪两部分。记录仪可随身携带，通过胸部皮肤电极可记录 24 ～ 48 小时心电图波形；分析仪可应用微机进行识别。常用于心律失常及心肌缺血监测，也可用于监测起搏器的功能、寻找晕厥原因及观察应用抗心律失常药物的效果。

（3）遥控心电图监测仪：该监测仪可同时监测 4 ～ 6 个病人，不需用导线与心电图监测仪相连，遥控半径一般为 30 米。

2．心电导联连接及其选择　监护使用的心电图有使用 3 只、4 只或 5 只电极不等的连接方式。每种监护设备上都标有电极放置示意图，可参照放置导联位置。

（1）综合 Ⅰ 导联：正极放在左锁骨中点下缘，负极放在右锁骨中点下缘，无关电极置于剑突右侧，其心电图波形类似 Ⅰ 导联。

（2）综合 Ⅱ 导联：正极置于左腋前线第 4 肋间，负极置于右锁骨中点下缘；无关电极置于剑下偏右，其优点是心电图振幅较大，心电图波形近似 V5 导联。

（3）综合 Ⅲ 导联：正极置于左腋前线第 5 肋间，负极置于左锁骨中点下缘，无关电极置于剑突右侧，其心电图波形类似 Ⅲ 导联。

（4）改良的胸前导联（CM 导联）：是临床监护中常选用的连接方法。正极置于胸前导联

（$V_1 \sim V_6$）位置，负极置于胸骨上缘或右锁骨附近。CM_5、CM_6 导联因其不影响手术切口消毒，成为手术患者监护的理想导联选择，同时也是监测左心室壁缺血的理想监护导联。

考点：心电图监测的临床意义

三、呼吸系统监测

呼吸系统监测是危重病人监护的重要内容之一。呼吸系统的监测包括呼吸运动的观察，如呼吸频率、节律、深浅度等；呼吸功能的测定，如肺容量测定、肺通气与换气功能测定；血氧情况的监测，如血氧分压、血氧容量、血氧饱和度和动静脉血氧分压差等，全面血氧监测还需要进行动脉血气分析。呼吸运动的观察已在有关课程中介绍，动脉血气分析属于有创血氧监测，将在后续的动脉血气和酸碱监测中介绍，这里主要介绍呼吸功能的测定和无创血氧监测技术。

（一）呼吸功能测定

1．肺容量监测

（1）潮气量（VT）:指在平静呼吸时，一次吸入或呼出的气体量。正常值成人为 8 ～ 12ml/kg 体重，男性略大于女性。潮气量增大多见于中枢神经性疾病或酸血症所致的过度通气；潮气量减少多见于间质性肺炎、肺纤维化、肺梗死、肺淤血等。

（2）肺活量（VC）:指深吸气后作深呼气所能呼出的最大气量，正常值为 30 ～ 70ml/kg 体重，肺活量的测定可分为一次和多次两种。正常人两者应相等。有阻塞性肺疾病的病人，则分次肺活量大于一次肺活量。临床上，VC < 15ml/kg 体重，即为气管插管或气管切开应用呼吸机的指征；VC ≥ 15ml/kg 体重为撤掉呼吸机的指标之一。临床上任何引起肺实质损害的疾病，如胸廓活动度减低、膈肌动度减低、膈肌活动受限或肺扩张受限等疾病均可使肺活量降低。

（3）功能残气量（FRC）:是平静呼气后肺内所残留的气量。

2．肺通气功能测定

（1）每分钟通气量（VE）:在静止状态下，每分钟呼出或吸入的气量，是潮气量与每分钟呼吸频率的乘积。正常值男性为 6.6L，女性为 4.2L。VE > 10L/min 为通气过度，VE < 3L/min 为通气不足。

（2）每分钟肺泡通气量（VA）:在静息状态下每分钟吸入气量中能到达肺泡进行气体交换的有效通气量。VA 正常值为 4.2L/min，它反映真正的气体交换量。VA =（VT-VD）×RR。VD 为无效腔量，正常成人约 150ml。若潮气量为 500ml，呼吸频率 16/min，通过上式计算，肺泡通气量为 5.6L/min。若潮气量减半，呼吸频率增加 1 倍，则 VA 为 3.2L/min。可见呼吸越浅促，肺泡通气量的减少越显著。

（3）生理无效腔（VD）:即解剖无效腔与肺泡无效腔的容积之和。解剖无效腔系指口、鼻、气管和细支气管这一段呼吸道，肺泡无效腔系指肺泡中未参与气体交换的空间。正常情况下解剖无效腔与生理无效腔量基本相等，疾病时生理性无效腔量可增大。VD/VT 的比值反映通气的效率，正常值为 0.2 ～ 0.35，VD/VT 比值对正确应用呼吸机有一定的指导意义。

（二）脉搏氧饱和度（SpO_2）监测

SpO_2 监测是通过动脉脉搏波动分析来测定血液在一定氧分压下氧合血红蛋白占全部血红蛋白的百分比，属无创性监测。现被称为第 5 生命体征监测，因其与动脉血氧饱和度（SaO_2）

有显著的相关性，故在临床上广泛应用。

1．原理及正常值　血红蛋白具有光吸收的特性，但游离血红蛋白与氧合血红蛋白吸收光线的波长不同，利用分光光度计比色的原理，可测得随着动脉搏动血液中氧合血红蛋白对不同波长光线的吸收量，从而间接了解患者血氧分压的高低，以了解组织氧供情况。正常值为96%～100%。

2．监测方法　小儿监测多用耳夹法，成人常用指夹法，如患者指甲较厚或末梢循环较差时，应选用耳夹法。

3．临床意义　通过SpO_2监测，间接了解患者PaO_2高低，以便了解组织的氧供情况，为早期发现低氧血症提供有价值的信息，提高了治疗的安全性。$SpO_2 < 90\%$时，常提示有低氧血症。

（三）呼气末二氧化碳（$P_{ET}CO_2$）监测

临床上常用红外线CO_2分析仪连续无创监测呼吸周期中的CO_2浓度。$P_{ET}CO_2$正常值为30～45mmHg，$P_{ET}CO_2$的高低与P_aCO_2数值相近，可反映肺通气功能状态和计算二氧化碳的产生量，也可反映循环功能和肺血流情况，指导呼吸机参数的调整。

四、体温监测

1．正常体温　正常成人的体温随测量部位不同而异，口腔舌下温度为36.3～37.2℃，腋窝温度为36～37℃，直肠温度为36.5～37.5℃。昼夜间可有轻微波动，清晨稍低，下午或傍晚稍高，但波动范围一般不超过1℃。

2．测温部位

（1）直肠温度：为中心温度，临床上应用较多，但易受粪便影响。

（2）食管温度：为中心温度，将测温电极放置在咽喉部或食管下段。

（3）鼻咽温度：将温度计插到鼻咽部测得，可间接了解脑部温度。

（4）耳膜温度：将专用的耳鼓膜测温电极置于外耳道内鼓膜上，该处的温度可反映流经脑部血流的温度，认为与脑温非常接近。

（5）口腔和腋下温度：腋下是常用监测体温部位，腋下温度一般比口腔温度低0.3～0.5℃，腋窝温度加0.5～1℃与直肠温度接近。

（6）皮肤与中心温度差：皮肤温度能反映末梢循环状态，在血容量不足或低心排时，外周血管收缩，皮肤温度下降。皮肤各部位温度差别很大，受皮下血运、出汗等因素的影响，要做多部位的测量。长期临床观察发现大腿内侧皮肤温度与平均皮肤温度非常接近，故现在常规将皮肤温度探头置于大腿内侧。平均皮肤温度易受环境温度的影响，故在稳定的环境温度下进行持续监测十分重要。中心温度探头置于后鼻孔或直肠内（距肛门10cm）。

3．临床意义　目前的监护设备均具有T_1、T_2两个插孔，这两个插孔用于监测中心温度与平均皮肤温度，以显示温差。正常情况下，温差应< 2℃。连续监测皮肤温度与中心温度，是了解外周循环灌注是否改善的有价值的指标。当病人处于严重休克时，温差增大；经采取有效措施治疗后，温差减少，则提示病情好转，外周循环改善。温度差值逐渐进行性扩大，是病情恶化的指标之一。

4．发热程度分类（口腔温度）　①低热：37.4～38℃；②中等高热：38～39℃；③高热：39～40℃；④超高热：41℃以上。

五、脑功能监测

脑功能监测能反映颅脑损伤的严重程度，尤其是昏迷病人，对于早期诊断颅内血肿，鉴别原发与继发脑干损伤，有效地治疗颅内高压和判定预后等方面具有重要的临床意义。

知识链接

格拉斯哥昏迷指数评分（Glasgow coma scale, GCS），昏迷程度以睁眼反应、语言反应、运动反应三者分数总和即为昏迷指数衡量，得分值越高，提示意识状态越好，14 分以上属于正常状态，8 分以下为昏迷，昏迷程度越重者的 GCS 评分越低，3 分多提示脑死亡或预后极差。

（一）颅内压监测

颅内压（ICP）是指颅内容物对颅腔壁产生的压力。持续 ICP 监测，是观察颅脑危重病人病情变化，指导临床治疗与预后判断的一项重要指标。

1. 测压方法　①脑室内测压：在无菌条件下经颅骨钻孔后，将硅胶导管插入侧脑室，经三通管连接压力传感器，再接上监护仪即可进行 ICP 监测。②硬膜外测压：将压力传感器放置于硬膜与颅骨之间进行 ICP 监测。避免压迫过紧或过松，以免读数不准，此法保持了硬膜的完整性，感染较少，可长期监测。通常此法测压的结果较脑室内测压略高 2～3mmHg。③光导纤维颅内压监测：是一种比较先进的监测仪器。颅骨钻孔后，将传感器探头以水平位插入 2cm，放入硬脑膜外，此法操作简单，可连续监测，活动时对压力影响不大，常被采用。

2. 颅内压正常值及分级

正常成人平卧时 ICP 为 10～15mmHg。ICP15～20mmHg 为轻度升高，20～40mmHg 为中度升高，＞40mmHg 为重度升高。

3. 影响颅内压的因素

（1）$PaCO_2$：脑血管反应不受 CO_2 直接影响，而与细胞外液 pH 改变有关。$PaCO_2$ 下降时，pH 升高，脑血流量减少，颅内压下降。$PaCO_2$ 增高时，pH 下降，脑血流和脑容量增加，颅内压增高。脑外科手术时，如用过度通气方式降低 $PaCO_2$，使脑血管收缩，脑血流量减少，颅内压降低。但若 $PaCO_2$ 过低，致使脑血流量太少，则可引起脑缺血、缺氧，导致脑水肿，其损害加重。

（2）PaO_2：PaO_2 下降至 50mmHg 以下时，脑血流量明显增加，颅内压增高。当低氧血症持续时间较长，形成脑水肿时，即使 PaO_2 提高至正常水平，颅内压也不易恢复正常。PaO_2 增高时，脑血流及颅内压均下降。

（3）CVP：CVP 升高可影响脑静脉，使静脉回流障碍，颅内压升高。反之，CVP 降低，颅内压亦降低。

（4）其他方面的影响：气管内插管、咳嗽、喷嚏、颈静脉受压使颅内压升高；体温每降低 1℃，颅内压可下降 3.7%～5.5%；使脑血流增加的药物可导致颅内压升高；渗透性利尿剂使脑细胞脱水，可起到降低颅内压的作用；颅内压还与血压有关，颅内压会随着血压的升高而升高。

（二）脑电图监测

脑电图是应用脑电图记录仪，将脑部产生的自发性生物电流放大 100 万倍后，记录获得的图形，通过脑电活动的频率、振幅、波形变化，了解大脑功能状态。该方法简单，经济方便，又便于在疾病过程中反复监测，对了解脑功能具有重要意义。

（三）脑血流图监测

脑是机体代谢最旺盛的器官之一，脑的重量仅为体重的 2%，脑血流量却占心输出量的15%，脑的耗氧量占全身耗氧量的 20% ~ 25%。脑功能需要依赖足够的血供才能维持，一旦脑血氧供给障碍或血流中断，脑功能就难以维持而发生一系列病理生理变化，甚至发生"脑死亡"。故通过脑血流监测，可以反映脑功能状态。目前常用的脑血流测定装置主要有脑电阻、Doppler 血流测定仪等。

（四）脑氧供需平衡监测

颅内压、脑电图、脑血流等的监测可间接反映脑的氧供情况，而脑氧供需平衡监测能更为直接地反映脑的供氧情况，它主要是进行脑氧饱和度测定。监测方法有两种：①颈内静脉血氧饱和度监测，它主要反映整个脑组织的氧供需平衡情况；②近红外线脑氧饱和度仪监测，主要反映局部脑组织氧供需平衡情况。

其他脑功能监测方法还有地形图、脑诱发电位及 CT、MRI 等。

六、肾功能监测

（一）尿量

尿量是反映机体重要脏器血液灌注状态的敏感指标之一。尿量变化是肾功能改变最直接的指标，临床上通常记录每小时及 24 小时尿量。当每小时尿量 < 30ml 时，多为肾血流灌注不足，间接提示全身血容量不足。当 24 小时尿量 > 4000ml 为多尿；24 小时尿量 < 400ml 为少尿，表示有一定程度肾功能损害；24 小时尿量 < 100ml 为无尿，是肾衰竭的基础诊断依据。

（二）肾浓缩 - 稀释功能

主要用于监测肾小管的重吸收功能。目前常采用简化或改良的浓缩—稀释试验。方法为：在试验的 24 小时内，患者保持日常的饮食和生活习惯，晨 8 时排弃尿液，自晨 8 时至晚 8 时每 2 小时留尿一次，晚 8 时至次晨 8 时留尿一次，分别测定各次尿量和比重。

1. 正常值　昼尿量与夜间尿量之比为（3 ~ 4）：1；夜间 12 小时尿量应少于 750ml。尿比重正常值为 1.001 ~ 1.022，最高的一次尿比重应在 1.020 以上；最高尿比重与最低比重之差应 > 0.009。

2. 临床意义　夜尿量超过 750ml 常为肾功能不全的早期表现。尿比重 > 1.025 为高比重尿，提示尿液浓缩，肾本身功能尚好；尿比重 < 1.010 为低比重尿，提示肾浓缩功能降低，见于肾功能不全恢复期、尿崩症、利尿剂治疗后、慢性肾炎及肾小管浓缩功能障碍等情况。

（三）血尿素氮（BUN）

测定血中 BUN 的含量，可以判断肾小球的滤过功能。

1. 正常值 2.9 ~ 6.4mmol/L（8 ~ 20mg/dl）。

2. 临床意义　血 BUN 增加程度与肾功能损害程度成正比，通过血 BUN 检测可有助于诊断肾功能不全，尤其是对尿毒症的诊断更有价值。肾前性或肾后性因素引起的尿量显著减少或无尿时可使 BUN 增高，体内蛋白质过度分解时也可引起 BUN 增高。

（四）血肌酐（SCr）

1. 正常值　83 ~ 77μmol/L（1 ~ 2mg/dl）。

2. 临床意义　血清肌酐浓度升高反映肾小球滤过功能减退。肾功能不全时血清肌酐水平明显增高。

（五）尿／血渗透压比值

1．正常值　尿渗透压 600 ~ 1000mOsm/L，血渗透压 280 ~ 310mOsm/L，尿／血渗透压比值为 2.50±0.8。

2．临床意义　此比值是反映肾小管浓缩功能的指标。功能性肾衰时，尿渗透压＞正常。急性肾衰时，尿渗透压接近血浆渗透压，两者比值＜ 1.1。

（六）内生肌酐清除率（Ccr）

1．正常值　正常成人 Ccr 正常值为 80 ~ 100ml/min。

2．临床意义　当 Ccr 降低至正常值的 80% 以下提示肾小球滤过功能已有减退，如 Ccr 降至 51 ~ 70 ml/min 为轻度损伤；降至 31 ~ 50 ml/min 为中度损伤；降至 30ml/min 为重度损伤。多数急性和慢性肾小球肾炎病人皆可有 Ccr 降低。

七、动脉血气和酸碱度监测

血气分析有助于对呼吸状态进行全面而又精确的分析判断，评价呼吸机治疗效果，调整呼吸机参数。血气分析已成为危重病抢救过程中常规的监测手段。酸碱失衡是多种疾病发展的共同通道，又可成为原发病死亡的主要原因之一，因此血浆酸碱参数监测，对早期诊断、早期治疗均极为重要。

1．血液酸碱度（pH）　可以反映体内酸碱平衡的综合情况。

（1）正常值：动脉血中的 pH 为 7.35 ~ 7.45。静脉血比动脉血 pH 低 0.03。

（2）临床意义：pH ＜ 7.35 为失代偿性酸中毒或酸血症。pH ＞ 7.45 为失代偿性碱中毒或碱血症。人体能耐受的最低 pH 为 6.90，最高 pH 为 7.70，pH 的抢救范围为 6.80 ~ 7.80 之间。

2．动脉血二氧化碳分压（$PaCO_2$）　是指物理溶解在动脉血中 CO_2 所产生的张力。

（1）正常值：35 ~ 45mmHg。

（2）临床意义：$PaCO_2$ 是反映呼吸性酸碱平衡紊乱的重要指标。若 $PaCO_2$ ＜ 35mmHg，提示肺通气过度，CO_2 排出过多，见于呼吸性碱中毒或代偿后的代谢性酸中毒；若 $PaCO_2$ ＞ 45mmHg，提示肺通气不足，有 CO_2 潴留，见于呼吸性酸中毒或代偿后的代谢性碱中毒。

3．动脉血氧分压（PaO_2）　是指物理溶解在动脉血中氧所产生的张力。

（1）正常值：中青年 PaO_2 正常值为 90 ~ 100mmHg。PaO_2 随年龄的增加而降低，但最低不应低于 70mmHg。

（2）临床意义：①衡量机体缺氧及程度的重要指标；②诊断呼吸衰竭；③诊断酸碱失衡的间接指标。

4．动脉血氧饱和度（SaO_2）　是指动脉血单位 Hb 带 O_2 的百分比。

（1）正常值：96% ~ 100%。

（2）临床意义：SaO_2 与 Hb 的多少无关，而与 PaO_2 高低、Hb 与氧的亲和力有关。PaO_2 越高，SaO_2 越高。

5．动脉血氧含量（CaO_2）

（1）正常值：16 ~ 20ml/dl。

（2）临床意义：CaO_2 受 PaO_2 与 Hb 的质和量的影响，故呼吸、血液、循环对其都有影响。CaO_2 与 Hb 成正比，贫血时 CaO_2 下降；红细胞增多，CaO_2 增高。肺功能受损时，CaO_2

下降；心功能受损时，CaO_2 下降。

6. 实际 HCO_3^-（AB） 实际测得的动脉血中 HCO_3^- 含量，亦有以 HCO_3^- 表示。

（1）正常值：$25 \pm 3mmol/L$。

（2）临床意义：AB 受代谢和呼吸因素的双重影响。AB 下降为代谢性酸中毒或呼吸性碱中毒代偿；AB 增高为代谢性碱中毒或呼吸性酸中毒代偿；AB 正常，机体不一定为正常，如呼吸性酸中毒 + 代谢性酸中毒，应具体分析。

7. 标准 HCO_3^-（SB） 取全血在标准状态下（PCO_2 为 40mmHg，温度为 37℃，血红蛋白 100% 饱和）测得动脉血中 HCO_3^- 的含量为标准 HCO_3^-。

（1）正常值：$25 \pm 3mmol/L$。

（2）临床意义：正常情况下 AB = SB，AB–SB = 呼吸因素。AB-SB 为正值为高碳酸血症，为 CO_2 潴留。若 AB–SB 为负值为低碳酸血症，为 CO_2 呼出过多。

8. 碱剩余（BE） 在标准状态下（条件同 SB）将每升动脉血的 pH 滴定到 7.40 时所用的酸或碱的每升毫摩尔数。

（1）正常值：$\pm 3mmol/L$，平均为 0。

（2）临床意义：BE 的正值增大，表示代谢性碱中毒；BE 的负值增大，表示代谢性酸中毒。

9. 碱储备（BB） 或称缓冲碱总量，是血浆中具有缓冲能力的负离子总量。主要包括血浆 HCO_3^-（占 35%）、红细胞内 HCO_3^-（占 18%）、HbO_2 与 Hb（占 35%）、血浆蛋白（占 7%）及有机与无机磷酸盐（占 5%）。

（1）正常值：$45 \sim 55mmol/L$。

（2）临床意义：BB 增高为代谢性碱中毒，或呼吸性酸中毒代偿；BB 降低为代谢性酸中毒，或呼吸性碱中毒代偿。

10. 血浆阴离子间隙（AG） 是血浆中未测定的阴离子（UA）和未定阳离子（UC）之差。

（1）正常值：国外报告其正常值为 $12 \pm 2mmol/L$。

（2）临床意义：AG 可增高也可降低，但增高意义较大，多以 $AG > 16mmol/L$ 作为判断是否有 AG 增高型代谢性酸中毒的标准。

11. 二氧化碳总量（TCO_2）

（1）正常值：$28 \sim 35mmol/L$。

（2）临床意义：$HCO_3^- \uparrow \rightarrow TCO_2 \uparrow$，$PaCO_2 \uparrow \rightarrow TCO_2 \uparrow$，故代谢性碱中毒、呼吸性酸中毒、呼吸性酸中毒代偿，TCO_2 增高。$HCO_3^- \downarrow \rightarrow TCO_2 \downarrow$，$PaCO_2 \downarrow \rightarrow TCO_2 \downarrow$，故代谢性酸中毒，$TCO_2$ 降低；呼吸性碱中毒，TCO_2 降低；呼吸性碱中毒代偿，TCO_2 明显降低。

考点：血液酸碱度，$PaCO_2$、PaO_2、SaO_2 正常值及临床意义

小结	危重症监护，其任务是对收治的各类危重病患者，运用先进的医疗技术、现代化的监护和抢救设备，对其实施集中监测、强化治疗和护理。内容主要包括：ICU 的设置与管理，ICU 监测技术各项指标的正常值、监测方法及临床意义。重症监护室的护士必须熟练掌握各项监测技术，以便在患者的各脏器功能出现异常时，尽早发现，及时处理，以最大限度地确保病人的生存及提高生命质量。

（王　璇）

第五章　心肺脑复苏

学习目标	1. 归纳心搏骤停的临床表现、诊断、心肺脑复苏的方法。
	2. 熟记基础生命支持和复苏后的监护。
	3. 解释心搏骤停、心肺复苏、心肺脑复苏的概念。
	4. 知道心搏骤停的分类、进一步生命支持和延续生命支持。

案例

患者，女，60岁，突然晕倒在地，呼之不应，家人即呼"１２０"出诊，车到现场，医护人员检查发现患者俯卧在地，意识丧失，无呼吸，大动脉搏动消失。

思考：

1. 该患者可能出现什么情况？

2. 如果你在现场应如何救护患者？

第一节　心搏骤停

心搏骤停（cardiacarrest）亦称心脏停搏，是指由各种原因（如急性心肌缺血、电击、急性中毒等）引起的心脏突然停止跳动，有效泵血功能消失，导致全身组织器官严重缺血、缺氧。心搏骤停发生后，由于脑部供血突然停止，10秒左右患者就可出现意识丧失，15秒左右可以出现抽搐，4～6分钟，中枢神经可发生不可逆的损害，最终导致死亡。因此心搏骤停是临床上最危险的紧急情况，如果采取的复苏措施及时、有效，则有可能挽救病人的生命，否则就可导致病人死亡。

一、心搏骤停的原因

导致心搏骤停的原因很多，大致可分为两大类：①心源性心搏骤停，由心脏本身的病变所致；②非心源性心搏骤停，即由心脏以外疾病或因素所致。

（一）心源性心搏骤停

1. 冠状动脉粥样硬化性心脏病　急性冠状动脉供血不足或急性心肌梗死常发生心室纤颤或心室停顿，是成人猝死的主要病因。大多数发生在急性症状发作１小时内。

2. 心肌病变　急性病毒性心肌炎及原发性心肌病常并发室性心动过速或严重的房室传导阻滞，也可导致心搏骤停。

3. 其他　主动脉疾病、高血压性心脏病、瓣膜性心脏病、心包压塞等也可造成心搏骤停。

（二）非心源性心搏骤停

1. 各种意外事件　如电击、雷击或溺水。电击、雷击时可因强电流通过心脏而引起心搏骤停，另外强电流通过头部可导致生命中枢功能障碍而引起心搏、呼吸停止。

2. 严重的电解质紊乱与酸碱失衡　体内严重低血钾、高血钾、高血钠、高血钙均可导致心搏骤停。酸中毒时细胞内的钾外移，减弱心肌收缩力，可使血钾增高，也可发生心搏骤停。

3. 药物中毒或过敏　锑剂、洋地黄类、奎尼丁等药物的毒性反应可导致严重心律失常而引起心搏骤停。青霉素、链霉素及某些血清制剂发生严重过敏反应时也可导致心搏骤停。

4. 麻醉或手术意外　麻醉剂量过大，硬膜外麻醉药物误入蛛网膜下腔，低温麻醉时温度过低，术中大量出血，肌肉松弛剂使用不当等，均可引起心搏骤停。

5. 其他　某些诊断性操作（如血管造影、心导管检查等）和某些疾病（如急性胰腺炎、脑血管病变等）均可导致心搏骤停。

二、心搏骤停的类型

心搏骤停根据心脏活动情况及心电图的表现可分为以下三种类型。

（一）心室纤颤（ventricular fibrillation，VF）

心室纤颤又称室颤，是心室肌发生极不规则的快速而又不协调的颤动，是心搏骤停时最常见的心律失常，占心搏骤停的80%。心电图表现为QRS波群消失，代之以大小不等、形态各异的室颤波，频率为200～400次/分（图5-1）。根据波幅与频率可分为：①粗颤波，波幅高且频率快，复苏成功率高；②细颤波，波幅低且频率慢，复苏的可能性小。室颤多见于心肌梗死早期或严重心肌缺血病人，也见于外科心脏手术后，其复苏成功率高。

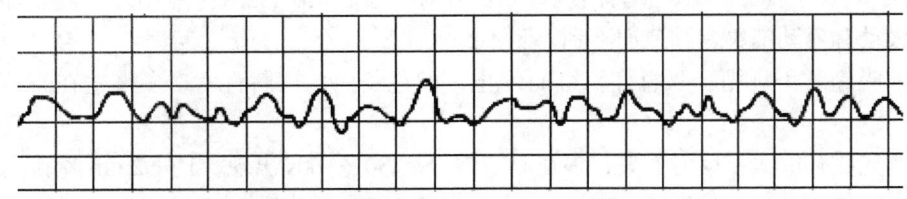

图 5-1　心室纤颤

（二）心脏停搏

心脏停搏又称心电静止。指心房、心室肌完全失去电活动能力，心房、心室均无收缩活动，呈静止状态。心电图表现为一条直线，无心室波（QRS波群消失），或偶见心房波（P波）。多在心搏骤停3～5分钟时出现，复苏成功率较低。多见于麻醉、外科手术及缺氧、酸中毒、休克等。

（三）心电-机械分离（EMD）

心电-机械分离又称无脉心电活动，指心肌存在生物电活动，但无有效的心肌收缩。心电图显示为宽大畸形、振幅较低的QRS波群（图5-2），频率为20～30次/分。此型多为严重心肌损伤的后果，为死亡率极高的一种心电图表现。

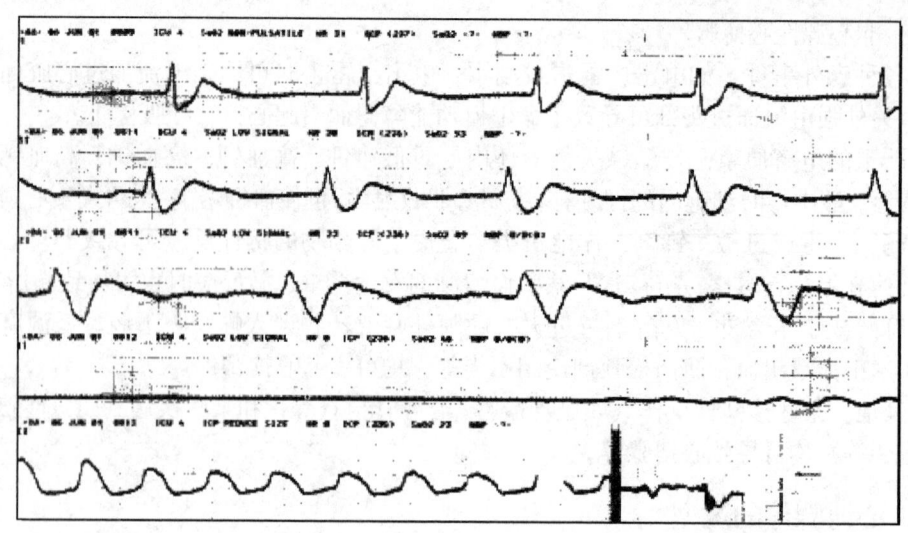

图 5-2　心电 - 机械分离

三、心搏骤停的临床表现与诊断

（一）临床表现

心搏骤停时有效血液循环停止，机体缺血缺氧，脑组织对缺血、缺氧最敏感，因此当发生心搏骤停时，临床上以神经系统和循环系统症状最为明显。

1．突然意识丧失或伴有阵发抽搐　心搏骤停后 3s 患者出现头晕，心搏骤停后 4s 患者出现黑蒙，心搏骤停后 5 ～ 10s 患者出现昏厥，心搏骤停后 15 ～ 20s 患者出现昏厥和抽搐。

2．大动脉搏动消失，脉搏扪不到，测不到血压。

3．呼吸断续不规则、叹息样，继而停止，面色苍白、口唇青紫。多发生在心搏骤停后 30s 内。

4．双侧瞳孔散大、反射消失，多在心搏骤停后 30 ～ 60s 出现，1 ～ 2min 瞳孔固定。

5．大小便失禁（部分患者出现），多在心搏骤停 60s 后出现。

（二）诊断

病人突然意识丧失，伴有大动脉（如颈动脉、股动脉）搏动消失，是心搏骤停的主要诊断标准。一旦确诊，应立即进行急救，切勿依靠听诊器反复听心音，更不能等待测血压和心电图检查结果来判断，以免延误抢救时机。大动脉搏动通常检查颈动脉搏动，时间不超过10s。

考点： 心搏骤停的临床表现及诊断

第二节　心肺脑复苏

心肺复苏（cardio-pulmonary resuscitation，CPR）指当任何原因引起心跳呼吸骤停时所实施的基本急救操作和措施，以尽快恢复自主呼吸和循环功能，保护脑和心脏等重要脏器。心肺复苏术的应用已挽救了众多病人的生命，但随着时间的推移，人们发现经 CPR 抢救且存活者中有 10% ～ 40% 遗留明显的永久性脑损害，给家庭和社会带来沉重负担。因此，成功的复苏应包括心、肺、脑等重要脏器的复苏。心肺复苏术于 20 世纪 80 年代扩展为心肺脑复苏（cardiopulmonary cerebral resuscitation，CPCR）。

心肺脑复苏是针对心搏骤停所采取的使其恢复自主循环和自主呼吸，并尽早加强脑保护的紧急医疗救治措施。包括心、肺、脑复苏 3 个主要环节。一般将 CPCR 分为 3 个阶段，即：基础生命支持（basic life support，BLS）、进一步生命支持（advanced life support，ALS）、延续生命支持（prolonged life support，PLS）。

心肺脑复苏的成功率与抢救是否及时、有效有关。如果能在 4min 内进行复苏，复苏成功率为 60%，8min 开始复苏者，复苏成功率为 20%，10min 以上开始复苏，复苏成功率将为 0。因此将心搏骤停后前 4 分钟称为"最宝贵的抢救时间"。

一、基础生命支持

基础生命支持（BLS）又称初期复苏或现场急救，是指在患者发生心搏骤停的现场由最初目击者通过徒手操作，维持人体生命体征最基础的需要。其目的是在尽可能短的时间里进行有效的人工循环和人工呼吸，为心、脑等重要脏器提供最低限度的血流灌注和氧供，为进一步复苏创造有利条件。BLS 的顺序包括：心搏骤停的判定、人工循环（circulation，C）、开放气道（airway，A）、人工呼吸（breathing，B）、电除颤（defibrillation）。依据《2010 美国心脏协会心肺复苏及心血管急救指南》及实际临床工作整合出现场心肺复苏的操作流程。

（一）心搏骤停判断并启动 EMSS

1．判断意识　轻摇或轻拍患者的双肩，凑近耳边大声呼叫患者，观察患者有无语音或动作反应。若患者有反应，慢慢睁开眼睛或出现肢体活动等，说明患者意识存在；若患者对刺激无反应，说明患者意识丧失。若为婴儿可通过掐捏四肢或足跟的疼痛刺激来观察婴儿有无反应。若大声啼哭，说明婴儿意识存在；若无反应，说明婴儿意识丧失。判断意识应在 10s 以内完成。

2．判定大动脉搏动　用示指、中指指腹触摸病人喉结，再向旁滑行 2 ~ 3cm，胸锁乳突肌前缘的凹陷处，即可触摸颈动脉有无搏动，同时观察呼吸，如果在 10s 内没有或无法检查出脉搏，立即开始胸外心脏按压。

3．启动 EMSS　若病人意识丧失同时伴有颈动脉搏动消失，即可判定为心搏骤停，立即开始现场复苏抢救。立即高声呼救，并让人拨打"120"急救电话启动 EMSS。

（二）摆放复苏体位

立即使患者仰卧在坚实的平面或硬板上。如患者头向下,应在呼救的同时调整患者体位,应一手托住患者颈部,另一手扶着患者的肩部,沿其躯体纵轴整体地翻转到仰卧位。要保持头、颈、躯干平直,无扭曲,双手放在躯干两侧。头不能高于胸部,应与躯干呈水平位。松解衣领及裤带。

（三）人工循环（circulation，C）

建立有效的人工循环，最关键的是迅速、有效的胸外心脏按压。胸外心脏按压又称人工循环及心脏按摩，是利用人工的方法促使血液循环。

1．按压原理　20 世纪 60 年代，研究者认为胸外心脏按压的机制是"心泵机制"，因心室位于胸骨与胸椎之间，按压胸骨时由于心脏各瓣膜的生理功能，使血液沿着正常的血流方向前进。放松压力时，胸廓弹性扩张，胸内负压增加，大静脉内的血液被吸入胸腔而返回右心房，循环按压推动血液流动而建立人工循环。

70 年代后期,人们逐渐认识到"胸泵机制"在胸外心脏按压中的重要作用。认为胸外按压时,胸腔内压增高,导致胸腔内心腔及各血管床的压力增高,血液流入下腔静脉。放松时,胸腔内压力降至零,胸内和胸外形成脉压差,静脉血液返回心脏。

2.按压部位 在胸骨中、下 1/3 交界处或双乳头连线中点。

3.定位方法 抢救者用一手的示指和中指,沿近侧肋弓下缘至胸骨下切迹,将中指紧靠胸骨下切迹,以此为定位标记,将示指紧靠中指横放在切迹上方,另一手的掌根紧靠前一手的示指置于胸骨上。将定位的手置于该手背上,两手平行重叠,十指相扣,手指翘起,不得接触胸壁。

4.按压方法 抢救者身体前倾,肩、肘、腕伸直,与身体长轴垂直,以髋关节为轴,垂直向下快速按压,按压与放松的时间相等。放松时手掌根不可离开胸壁,保持双手位置固定,以免因位置改变而按压无效或造成骨折损伤。

5.按压深度及频率 按压深度为使胸廓下陷至少 5cm,1 ~ 8 岁儿童为 5cm,婴幼儿为 4cm。按压频率至少 100 次 / 分。

6.注意事项

(1)胸外按压时要保证足够的频率和深度,尽量不要中断按压,每次胸外按压后要使胸廓充分回弹,以确保心脏得到充分的血液回流。

(2)胸外按压时姿势要正确,按压时肩、肘、腕在一条直线上,与身体长轴垂直,手掌掌根不能离开胸壁。

(3)胸外按压必须与人工呼吸配合,成人单人或双人按压与人工呼吸之比为 30:2,即胸外按压 30 次,连续人工呼吸 2 次。

(4)操作过程中,每 5 个周期的心肺复苏约 2 分钟,更换施救者应尽量在 5 秒内完成。

(5)胸外按压期间应密切观察患者反应和面色,评价按压效果。胸外按压的有效指标是按压时能触及颈动脉和肱动脉搏动,瞳孔缩小。

7.儿童或婴儿胸外按压 ①将一手的两个手指置于胸骨的下段,约两乳头连线下一指,另一手放在婴儿的背部,轻轻抬起胸廓,向下按压胸骨,按压频率至少 100 次 / 分,按压深度 4cm。②两拇指环抱技术:适用于两名施救者复苏,一人进行人工呼吸,另一人两个拇指相对放于婴儿胸骨下段,其余手指环抱婴儿胸部,其余同上。

(四)开放气道(airway,A)

舌后坠和异物阻塞是造成气道梗阻的最常见原因。心搏骤停时,患者全身肌肉松弛,由于头颈部肌肉松弛,可发生舌根后坠,导致气道受阻,另外患者口腔有呕吐物或其他异物等也可造成呼吸道阻塞。因此在开放气道的同时应首先清理口腔,将患者头偏向一侧,用手指挖出患者口中异物或呕吐物,有义齿者应取出义齿。开放气道常用方法有仰头举颏法、仰头抬颈法、托下颌法。

1.仰头举颏法 患者去枕平卧,施救者一手置于病人前额,另一手示指、中指置于患者下颌角,向上抬起下颌,帮助头后仰,使气道开放(图 5-3)。应用此法时要注意:①避免压迫颏下软组织,以免压迫气道;②不能过度上举下颌,以免口腔闭合;③头部后仰的程度为下颌角、耳垂连线与地面垂直为宜。此法是临床最常用的方法,对于意识丧失,无颈椎损伤者,均可用此法。

2.仰头抬颈法 患者去枕平卧,施救者一手从颈下托住颈部向上抬,另一手以小鱼际侧下按患者前额,使头后仰,气道开放(图 5-4)。颈部损伤或疑有颈部损伤者禁用该方法。

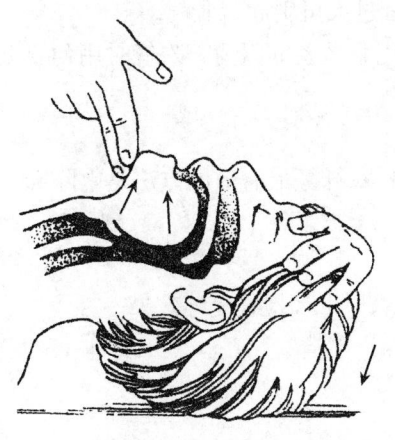

图 5-3　仰头举颏法

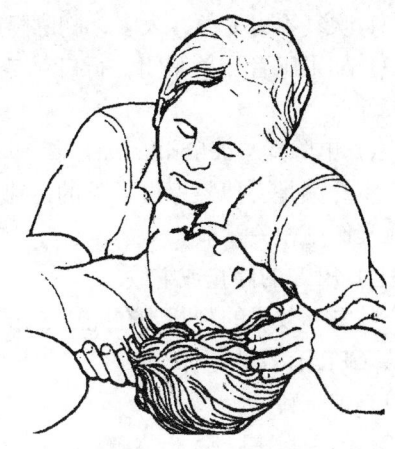

图 5-4　仰头抬颈法

3. 托下颌法　患者去枕平卧，施救者位于患者头侧，两肘支撑在患者所躺的地（平）面上，用双手托起患者两侧下颌角，将下颌角向前、向上托起，即可打开气道，同时两拇指可将下唇下拉，使口腔通畅（图 5-5）。此法适合昏迷或无自主呼吸并怀疑颈部有外伤者。

（五）人工呼吸（breathing，B）

人工呼吸是用人工手法或机械，借外力推动肺、膈肌或胸廓的活动，使气体被动进入或排出患

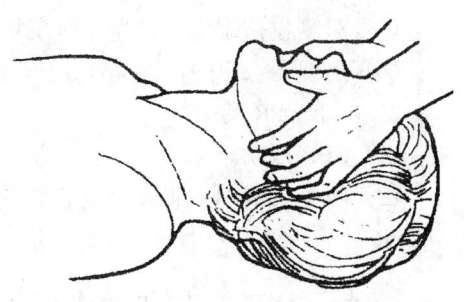

图 5-5　托下颌法

者肺，以保证机体供氧和排出二氧化碳。平静呼气时呼出气体的氧浓度为 16%，二氧化碳浓度为 4%，深吸气后呼出气体的氧浓度为 18%，二氧化碳浓度降至 1%。正确实施人工呼吸，可使患者动脉血氧分压与二氧化碳分压接近正常低值。常用人工呼吸的方法有：口对口人工呼吸法、口对鼻人工呼吸法、口对口鼻人工呼吸法。

1. 口对口人工呼吸法　口对口人工呼吸是人工呼吸中最简便、及时、有效的方法。在保持气道开放的同时，施救者一手置于患者前额并捏紧患者鼻孔，另一手抬起患者下颌使头后仰，然后吸一口气，用口唇包住患者口唇，再缓慢将气体吹入，吹气时间 1 秒，同时观察患者胸廓起伏。每次吹气后即放松捏鼻的手指，同时将头转向患者胸部，观察患者胸部是否下降，并吸入新鲜空气。每次吹气量为 500 ～ 600ml，吹气频率 8 ～ 10 次 / 分。

2. 口对鼻人工呼吸法　此法适用于口部外伤、张口困难等不能由口呼吸的患者。在保持气道开放的同时，施救者一手将患者前额后推，另一手将颌部上抬，使口唇闭拢，施救者吸一口气用口唇包住患者鼻孔吹气，吹气后放开患者口唇使气体呼出。其余操作与口对口人工呼吸相同。

3. 口对口鼻人工呼吸法　此法适用于婴幼儿。施救者用嘴将患儿的口鼻同时包严后吹气，吹气量以胸廓抬起为宜。其余操作均与口对口人工呼吸相同。

4. 人工呼吸注意事项

（1）人工呼吸前一定要清除口腔内异物，取出活动义齿，并用纱布或一次性人工呼吸膜盖在患者口鼻处，最好使用面罩或 "S" 形通气管，效果更好。

（2）吹气不可太急、太多，胸廓隆起即可。吹气量过大可引起胃胀气。

（3）如果患者牙关紧闭，行口对鼻人工呼吸时为克服鼻腔的阻力，吹气时用劲要大，时间要长。

（六）电除颤（defibrillation）

心室纤颤是心搏骤停最常见的心律失常，而终止心室纤颤最有效的方法是电除颤。电除颤具体操作见相关章节。

（七）BLS 的停止或继续

心肺复苏效果的判断要在完成 5 个周期心肺复苏后，用 5s 检查复苏效果。

1．CPR 有效的指标

（1）神志转清。

（2）出现自主呼吸。

（3）颈动脉搏动能触及。

（4）面色转为红润。

（5）双侧瞳孔缩小、对光反射恢复。

（6）出现无意识的挣扎动作。

2．停止 CPR 的条件

（1）CPR 成功。

（2）医务人员确认患者已死亡。死亡的指征是：①深度昏迷，无意识；②无自主呼吸；③CPR 抢救持续 1 个小时，无心电活动；④瞳孔固定散大在 30min 以上。

考点：基础生命支持的操作流程

二、进一步生命支持

进一步生命支持（advanced life support，ALS）是在 BLS 的基础上，应用辅助设备及特殊技术，建立和维持有效通气和血液循环，继续进一步的生命救治。其中主要包括：氧疗、建立人工气道、循环支持和药物治疗。

（一）控制气道

1．口咽通气管和鼻咽通气管　①口咽通气管的放置方法：先将通气管与舌背反方向插入口腔，前端到达舌根部时旋转 180°，注意不宜插入过深，清醒、上呼吸道反射活跃者不宜应用。②鼻咽通气管：将鼻咽通气管插入鼻孔后靠近中线或贴鼻孔下壁，到达舌根的咽后壁，适于牙关紧闭、咬伤、颞颌关节紧闭等情况。

2．简易呼吸器　具有单向活瓣的呼吸囊。操作方法：施救者位于患者头部，一般以左手的中指、无名指和小指托起患者下颌，拇指与示指将面罩罩于患者的口鼻（也叫 E-C 手法），右手按压球囊。按压球囊频率 8～10 次 / 分。

3．喉罩　是介于面罩和气管插管之间的通气道，它的置入不用喉镜，喉罩能提供通气，而且误吸反流发生率低。喉罩置入咽部，充气后在喉部周围形成密闭圈，即可通气。

4．气管内插管　气管内插管是控制气道的最佳方式。它不仅能保持呼吸道通畅，还能防止误吸，便于清理分泌物，并可使用多种通气方式（简易人工呼吸器、麻醉机、呼吸机）以及气管内给药。因此有条件时应尽早给患者进行气管插管。

（二）维持有效人工气道

1．给氧　只要有条件，CPR 时要尽早给氧，由于患者肺内分流和通气 / 血流比例失调，而且低氧血症引起的无氧代谢和代谢性酸中毒可减弱药物和除颤的治疗效果。因此推荐给氧流量 8 ～ 10L/min。

2．机械通气机　高级麻醉机和呼吸机均为结构精密的机械通气装置，可根据患者的情况选择通气模式，调节通气参数如通气频率、潮气量、气道内压力、吸气与呼气时间、吸入氧浓度等，以保证病人处于最佳通气状态。

（三）进一步维持有效循环

除继续人工胸外按压外，还可选择：

1．插入式腹部加压心肺复苏（IAC-CPR）　施救者先用一手手掌置于病人的腹部中线，剑突与脐部中点，另一手覆盖之上，在胸部按压后松开瞬间进行腹部按压，腹部按压的频率与胸部按压相等。此法不但能提高心脏舒张压及冠状动脉灌注压，还可减少胃胀气。

2．主动按压、减压 CPR（ACD-CPR）　即 CPR 时能交替地按压 - 减压，可增加心肺的血液循环及心排血量，从而增加脑灌注和增加心肺血流。

3．自动心肺复苏器　该装置不但始终保持一定的按压频率和幅度，而且还能给氧，从而保证了人工呼吸及人工循环按比例同步进行。自动心肺复苏器不但准确、可靠、省力，还能维持长时间的抢救，避免人为的并发症，从而有效地提高了抢救质量和抢救成功率。

4．气囊背心 CPR　是通过环绕胸部的类似血压计袖带的背心，通过进行周期性的充气放气，从而增加胸腔内压，可显著提高主动脉压和冠状动脉灌注压。

（四）药物治疗

使用药物的目的在于增加心肌与脑的灌注量；促使心脏尽早复跳；提高室颤阈及心肌张力，为电除颤创造条件；纠正酸中毒和电解质失衡；治疗心律失常。

1．给药途径

（1）静脉给药：为首选的给药途径。应及早建立 2 条以上静脉通道，尽可能选用颈外静脉、锁骨下静脉等中心静脉（经中心静脉给药，药物起效速度是外周静脉 3 倍）。必须选用外周静脉时，应选用肘部、前臂静脉，不能选用下肢静脉。

（2）气管内给药：在无静脉通路的情况下，可通过气管内给药，其效果与静脉给药几乎相同。给药剂量为静脉给药剂量的 1 ～ 2 倍，稀释于 10 ～ 20ml 生理盐水中，注入气管导管。如果能通过吸痰管等细导管将药物直接经吸痰管插入深部气管、支气管，则药物通过肺泡吸收更快。适于气管内给药的药物有肾上腺素、利多卡因、阿托品、地西泮、纳洛酮等，但碳酸氢钠、去甲肾上腺素及钙剂，不宜通过气管内给药。

（3）心内注射：目前不主张使用。因心内注射需中断胸外心脏按压，并可能引起气胸、顽固性心律失常、损伤冠状动脉与心肌及发生心包压塞等。但在开胸心脏复苏时，直视下可安全有效地进行心内注射。

2．常用药物

（1）肾上腺素：为心肺复苏的首选药物，适用于各种因素所致的心搏骤停。目前常采用肾上腺素"标准"（SED）剂量（1mg）静脉推注，每 3 ～ 5 分钟可重复一次。

（2）阿托品：阿托品为 M 受体拮抗剂，能降低心肌迷走神经张力，加速窦房结节律，加速房室传导。用法：心搏骤停时静脉注射阿托品 1mg，3 ～ 5 分钟后可重复给药一次。心动过缓或房室传导阻滞时静脉注射阿托品 0.5mg，总剂量不超过 3mg。

（3）碳酸氢钠：心搏骤停早期，不宜过早使用。用药前要保证呼吸功能正常，以免引起

CO_2 潴留和继发性呼吸性酸中毒。一般根据临床情况先滴入 5% 碳酸氢钠 100 ~ 200ml，以后可根据动脉血气分析的测定结果给予补充。

（4）胺碘酮：抗心律失常药物，为心肺复苏指南的一线药物，常用于房性、室性心律失常。胺碘酮首次剂量为 150mg，10 分钟内静脉注射，然后按 0.5mg/min 的速度持续静滴 6 小时。必要时可重复给药 150mg。

（5）利多卡因：抗心律失常的常用药物，是室速、室颤的首选药物。首次剂量 50mg 静脉注射，每 5 ~ 10 分可重复给药，可重复 4 次或 800 ~ 1200mg 加入 500ml 液体中以 1 ~ 4mg/min 速度静脉滴入，中毒量为 300mg/h。

三、延续生命支持

延续生命支持（prolonged life support, PLS），又称复苏后生命支持，此期重点是脑保护、脑复苏及复苏后疾病的防治，从而提高患者在复苏成功后的生活质量。

（一）脑复苏

脑复苏亦称防治脑缺氧和脑水肿，是心肺复苏成功的关键。脑组织在人体器官中最容易受缺血损伤，这是由于脑组织的高代谢率、高氧耗和对血流量高的需求。脑内的能量储备有限，所储备的 ATP 和糖原，在心搏停止 5min 内即可消耗殆尽，故血流中断 15s 内可立即出现意识丧失，1min 后脑干功能停止，可出现浅表呼吸，瞳孔散大、固定。CPR 的最终目的不仅使心跳与呼吸恢复，还在于使患者恢复智力和有质量的生活。

1. 降温　降温可以降低脑耗氧量，从而可降低脑代谢，减轻脑水肿，降低颅内压。

（1）降温时间：循环停止后的最初 5min 是产生脑细胞损害和脑水肿的关键性时刻。因此降温越早越好，心脏按压的同时即可在头部用冰帽降温。

（2）降温深度：低温能减少脑组织的耗氧量。在第一个 24 小时内将肛温降至 33 ~ 34℃（亚低温），脑部温度降至约 28℃。

（3）持续时间：低温疗法一般需要 2 ~ 3d，降温持续至中枢神经系统皮质功能开始恢复，即以听觉恢复为指标，然后逐步停止降温，让体温自动缓慢升高，自下而上撤冰袋，每 24 小时将体温提升 1 ~ 2℃。

（4）降温方法：①物理降温：以头部降温为主，患者可头部戴冰帽，并在腹股沟、腋窝等大血管处放置冰袋。②药物降温：应用冬眠药物进行冬眠疗法。物理降温必须和药物降温同时进行，才能达到降温目的。

2. 脑复苏药物的应用

（1）冬眠药物：其目的是消除低温引起的寒战及解除低温时的血管痉挛，改善循环血流灌注和辅助物理降温。选用冬眠 I 号（哌替啶 100mg、非那根 50mg、冬眠灵 50mg）或 V 号（哌替啶 100mg、非那根 50mg、乙酰普马嗪 20mg）分次肌内注射和静脉滴注。血压过高者应选用冬眠 II 号（氯丙嗪 50mg、异丙嗪 50mg、氯化麦角碱 0.6mg）。

（2）脱水剂：利尿脱水是减轻脑水肿，降低颅内压的重要措施。常用 20% 甘露醇静脉推注或快速滴入，呋塞米 20mg 静脉推注。怀疑颅内出血、脑血管瘤或血管畸形、肾功能不全者慎用或不用甘露醇。

（3）促进脑细胞代谢的药物：如 ATP、精氨酸、辅酶 A、细胞色素 C 等，配合使用，可促进脑细胞代谢。

（4）肾上腺皮质激素：肾上腺皮质激素具有降低毛细血管通透性，维持血脑屏障完整性，清除自由基、稳定细胞膜的作用，从而降低颅内压，减轻脑水肿。应常规、早期、大剂量、短期应用。

3．高压氧的应用　高压氧可提高血液和组织的氧张力，增加脑组织中氧的弥散距离，对脑细胞的供氧十分有利；另外高浓度氧对血管直接刺激，引起血管收缩、血流量减少，从而使颅内压降低，减轻脑水肿。

4．脑复苏后病人的转归

脑缺血后的恢复进程，基本按照解剖水平自下而上恢复。首先复苏的是延髓，恢复自主呼吸，继之瞳孔对光反射恢复，提示中脑开始有功能，接着是咳嗽、吞咽、角膜和痛觉反射的恢复，随之出现四肢屈伸活动和听觉。听觉的出现是脑皮质功能恢复的信号。最后是共济功能和视觉恢复。不同程度的脑缺血缺氧，经复苏治疗后可能有 4 种转归。

（1）完全恢复。

（2）恢复意识，但智力减退、精神异常或肢体功能障碍等。

（3）去大脑皮层综合征：广泛的大脑皮质受损，患者无感觉、无意识，但保留着呼吸和脑干功能。患者眼睑开闭自由，存在吞咽、咳嗽、角膜和瞳孔对光反射。肌张力增高，饮食全靠鼻饲，大小便失禁。多数人停留在"植物性状态"。

（4）脑死亡：患者处于深昏迷状态，对任何刺激均无反应，无自主呼吸和自主运动，脑干反射消失。脑死亡的诊断一般需要观察 24 ～ 48h 方能做出结论。

（二）维持循环功能

心跳恢复后，多伴有血压不稳定或低血压状态，复苏后必须严密监测循环功能。包括监测 ECG、动脉压、CVP 及尿量，根据情况对肺毛细血管嵌顿压（PCWP）、心排血量（CO）、外周血管阻力、胶体渗透压等进行监测，并根据监测结果选择适当的治疗方案。

（三）维持呼吸功能

自主呼吸出现的早晚，常提示脑功能损害的程度，若长时间不恢复，应查明危及生命的潜在因素，给予相应的治疗措施，如解除脑水肿、改善脑供血等。机械通气时，应监测患者血氧饱和度、动脉血氧分压和呼气末二氧化碳分压等结果，根据结果选择合适的通气模式。无论机械通气或自主呼吸，均应维持 $PaCO_2$ 分压在 3.3 ～ 4.0kPa（25 ～ 30mmHg），这样可降低颅内压、减轻脑水肿。当患者自主呼吸恢复，又符合停机指征时，应选择同步间歇指令通气，以逐步撤机。

（四）维持肾功能

复苏后应留置尿管，监测每小时尿量、尿比重，定时监测尿生化以及血肌酐与尿素氮的变化，禁用对肾有损害的药物。已确诊肾衰竭时，应注意调整输液的量与电解质，早期采用腹膜透析或血液透析。

（五）防治消化道应激性溃疡和出血

应激性溃疡、出血是复苏后消化道最常见的并发症。可给予胃管内抗酸药、静脉注射 H_2 受体拮抗剂如法莫替丁加以预防。如已发生应激性溃疡、出血，注意防治休克、补充血容量，还要常规应用止血药，并应排空胃内容物，用冰盐水洗胃后注入法莫替丁等抗酸药，必要时可用去甲肾上腺素 8mg 溶于 100ml 冰盐水中做胃内注射。严重时可考虑在内镜直视下止血或手术治疗。

（六）维持水、电解质和酸碱平衡

复苏后应根据生命体征、水的出入量、生化指标以及动脉血气分析结果调节输液量与液体的种类,维持水、电解质和酸碱平衡,防止感染,及时纠正酸中毒。已明确高血糖对脑有害,因此输液以平衡盐溶液为主,在出现低血糖时才给葡萄糖。

考点:脑复苏措施

第三节　复苏后的监护

一、脑缺氧的监护

脑缺氧是导致心搏骤停患者死亡的主要原因之一。缺氧和(或)$PaCO_2$增高时,脑血流的自动调节功能将丧失,造成脑功能的严重损伤,导致患者预后不佳。因此,复苏后仍应严密观察患者的神经功能状况,如观察神志、瞳孔的变化和四肢活动情况等。护理上应注意:

1.做好头部降温,避免因高热和惊厥而增加能量消耗。

2.使用 Glasgow-Pittsburgh 昏迷量表,评估患者脑损伤情况。

3.观察患者神志的变化,如神志障碍逐渐加重,应及时采取措施,防止脑功能进一步受损。

二、循环系统的监护

可通过观察患者的皮肤、口唇的颜色,四肢温度、湿度,指(趾)甲的颜色、静脉的充盈情况,心电监护、血压、CVP 等,了解循环功能。

1.通过心电监护可以及时发现和识别心律失常,及早发现低钾、低钙等电解质紊乱,及早发现心肌缺血或心肌梗死,观察起搏器的功能。

2.每 15～30 分钟测量脉搏、心率、心律和血压一次,平稳后可每小时测量一次。血压一般维持在 90～100 mmHg /60～70mmHg。若脉压＜20mmHg,肢体湿冷,指(趾)甲苍白发绀,末梢血管充盈不佳,应补充血容量和使用血管活性药物。药物的浓度可根据患者血压及心率的变化进行调节。使用血管扩张药物时,告知患者不可突然坐起或变换体位,以防发生体位性低血压。

3.观察中心静脉压的变化可了解低血压的原因,根据中心静脉压的情况可调节输液的量及速度。

4.通过监测患者的心排血量,判断患者的心脏功能。

三、呼吸系统的监护

观察呼吸的频率与节律,可判断呼吸功能,若出现呼吸困难、鼻翼扇动、呼吸频率明显增快时,应立即进行处理,防止呼吸衰竭的发生。监测脉搏氧饱和度的变化,可间接判断病人的氧供情况。对于采用机械通气的患者,应根据病情变化,调整潮气量、吸气与呼气之比及呼吸的频率。气管切开的患者要注意按时更换局部敷料,并观察敷料、分泌物的颜色、气味等。

四、肾功能的监护

心肺复苏后的患者要留置尿管,每小时测尿量1次,对少尿病人,结合血压、尿比重鉴别肾性或肾前性衰竭,若血压正常,尿量减少,而尿比重低,则说明出现了急性肾衰竭。观察患者尿的颜色和尿比重的变化，若血尿和少尿同时存在，且尿的比重大于1.010，或尿素氮和肌酐水平增高，应警惕肾衰竭的发生。

五、酸碱平衡的监护

心搏骤停后，因缺氧机体转为无氧代谢，大量酸性产物蓄积，从而形成代谢性酸中毒，同时由于呼吸停止，体内 CO_2 不能经呼吸排出，导致高碳酸血症，$PaCO_2$ 升高，而引起呼吸性酸中毒。酸中毒是心肺复苏后循环、呼吸功能不稳定，发生心律失常和低血压的重要因素，必须迅速纠正。呼吸性酸中毒主要通过建立有效的人工呼吸，加强通气来纠正。代谢性酸中毒的治疗为呼吸支持和应用碱性药物。护理过程中应观察患者的体征，若出现呼吸急促、烦躁不安、皮肤潮红、多汗，提示为酸中毒，应立即采取治疗措施。

六、加强基础护理

1．注意患者及室内的清洁，定期通风以保持室内空气新鲜。

2．进行各项护理操作时，应严格执行无菌操作。

3．做好基础护理，保持口腔清洁，加强眼部护理，如病情允许，应定时翻身、拍背，防止出现压疮及发生继发感染。

4．积极进行营养支持，能口服者给予高营养、易消化吸收的食物；不能口服时可管饲或静脉营养，提高机体抵抗力。

小结	心搏骤停是临床最紧急的危险情况。对心搏骤停患者"时间就是生命"，早期有效的心肺复苏，可以很大程度提高抢救成功率，同时为脑复苏奠定基础。本章内容主要包括心搏骤停的概述、基础生命支持、进一步生命支持、延续生命支持和复苏后的监护。熟练的心肺复苏技术是抢救心搏骤停患者的关键，同时也是衡量一个医院救治水平高低的重要标志。因此，医护人员要熟练掌握心肺脑复苏技术，不断提高急救能力，使心搏骤停患者得到及时、规范、高效的救护。

（胡　静）

第六章 休 克

| 学
习
目
标 | 1. 归纳休克病人的护理评估、护理措施。
2. 熟记休克的分类和病理生理变化。
3. 解释休克的概念。
4. 知道不同类型休克的病因和治疗原则。 |

第一节 概 述

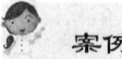

案例

患者，男，45 岁，车祸致左大腿撕裂伤，腹痛，急诊入院。查体：血压 90/55mmHg，心率 96 次/分，面色苍白，表情淡漠，意识清楚，全身多处软组织挫伤，左腹股沟处简单包扎，并有大量渗血，B 超示：脾破裂，腹腔积血约 600ml。

思考：

1. 该患者可能出现什么情况？

2. 你作为责任护士应如何救护患者？

休克是指在各种致病因素作用下，机体有效循环血量锐减，组织器官灌流严重不足，引起细胞缺血、缺氧、代谢障碍和功能受损为共同特征的病理综合征。

一、病因与分类

1. 低血容量性休克　包括失血性休克和失液性休克。由于大量失血（如外出血或内出血）、失液（如严重呕吐、腹泻）、丢失血浆（如大面积烧伤）等引起血容量突然减少所致。

2. 感染性休克　由细菌、真菌、病毒等急性严重感染而引起的休克，由于毒素作用所产生的生物活性物质可引起小血管扩张，血管床容积扩大，使有效循环血量相对不足。

3. 心源性休克　常见于心包压塞、急性大面积心肌梗死、急性心肌炎和严重心律失常等，心排血量急剧减少，而致有效循环血量和组织灌注量急剧下降。

4. 过敏性休克　由于人体对某些药物或生物制品产生的速发型变态反应所致。变应原刺激致敏细胞释放大量组胺、缓激肽等物质，可使周围血管急剧扩张、血浆渗出，血压下降而发生休克。

5. 神经源性休克　常因剧痛、脊髓损伤、麻醉意外等导致反射性的周围血管扩张，周围血管阻力减少，有效循环血量减少，心排血量下降而引起休克。

二、病理生理

（一）休克的发展过程

各种类型休克的发病机制虽不相同，但都有一个相同的病理生理过程——急性微循环障碍，根据微循环的改变一般将休克的发展过程分为三期。

1. 休克早期　也称为微血管痉挛期、微循环缺血期。休克早期，由于有效循环血量锐减，引起血压下降，机体通过一系列代偿机制调节和矫正所发生的病理变化。包括交感 - 肾上腺轴兴奋，大量儿茶酚胺释放入血，肾素 - 血管紧张素分泌增加，从而促进具有缩血管作用的体液因子分泌增加，导致微动脉、后微动脉、毛细血管前括约肌、微静脉持续收缩，毛细血管前阻力明显增加，大量真毛细血管关闭，真毛细血管血流量减少，由于直捷通路、动 - 静脉吻合支开放，血液通过直捷通路、动 - 静脉吻合支回流，使组织灌流量减少，此时微循环的血流特点是"少灌少流，灌少于流"。此期皮肤、骨骼肌、内脏血管收缩，血流减少，血液重新分布，保证心、脑等重要脏器的血液供应，具有代偿意义。故此期称为代偿期。

知识链接

休克早期机体有"两道防线"维持血压稳定。

第一道防线——"自身输血"：静脉系统属于容量血管，休克早期肌性微静脉和小微静脉收缩，肝脾储血库紧缩可迅速、短暂地减少血管床容积，使回心血量增加。

第二道防线——"自身输液"：休克早期毛细血管前阻力大于后阻力，使毛细血管中流体静压下降，促使组织液回流进入血管，增加回心血量。

2. 休克进展期　也称为微血管扩张期、微循环淤血期。若休克进一步发展，由于小血管的持续收缩，组织灌流减少，组织处于无氧代谢状态，出现能量不足、乳酸类代谢产物蓄积和舒张血管介质如组胺、缓激肽等释放，同时终末血管床对儿茶酚胺的反应性降低，从而使毛细血管前括约肌舒张，后括约肌收缩，大量血液进入真毛细血管网，最终导致微循环淤血和血管通透性增加，血浆外渗到组织间隙，此期微循环的血流特点是"灌而少流，灌大于流"。此期白细胞在微血管壁上黏附，微血栓形成，使静脉回心血量进一步减少，心排血量下降和组织灌流减少，血液持续下降，器官功能发生损害。休克进入失代偿期。

3. 休克晚期　也称为微循环衰竭期、DIC 期，此期为不可逆期。在休克进展期的基础上微循环平滑肌反应性进一步下降，微血管麻痹性扩张血流停止，出现"不灌不流"。微循环内血液浓缩、黏稠度进一步增加，以及酸性环境中的血液高凝状态，同时血管内皮受损后胶原暴露，使红细胞与血小板凝集，激发内凝血及外凝血系统，在微血管内形成广泛的微血栓，发生弥散性血管内凝血（DIC）。并可因凝血因子的消耗而产生纤维蛋白溶解系统亢进。细胞严重缺氧胞膜受损，溶酶体释放，造成组织细胞死亡。引起一个或多个器官损害后，将不可逆转。

（二）休克时代谢变化

组织灌注不足和细胞缺氧时，体内葡萄糖以无氧酵解供能。休克时儿茶酚胺的大量释放能促进胰高血糖素生成及抑制胰岛素分泌，以加速肝糖原和肌糖原分解及刺激垂体分泌促肾上腺皮质激素，使血糖水平升高。休克时血容量降低，使抗利尿激素和醛固酮增加，通过肾使水、钠潴留，以保证血容量。

葡萄糖的无氧酵解使丙酮酸和乳酸产生过多，但因肝灌注量减少，处理乳酸能力减弱，出现代谢性酸中毒。休克时蛋白质分解加速，可使血尿素氮、肌酐、尿酸含量增加。

代谢性酸中毒和能量产生不足还影响细胞各种膜的屏障功能。细胞膜的钠钾泵功能失常，胞外钾离子无法进入细胞内，而细胞外液则随钠离子进入细胞内，造成细胞外液减少及细胞肿胀、变性、死亡。细胞膜、线粒体膜、溶酶体膜等受到破坏时可释放大量引起细胞自溶和组织损伤的水解酶，最重要的是组织蛋白酶，对机体产生不利影响，进一步加重休克。

（三）休克时重要器官的继发变化

休克时重要器官的继发变化主要有两方面，一是机体的代偿，有利于维护重要器官的生理功能，二是重要器官持续处于缺血、缺氧状态，组织细胞可以发生变性、坏死，导致器官功能障碍甚至衰竭。多系统器官功能障碍或衰竭，是休克病人死亡的主要因素。

1. 心脏　休克时冠状动脉灌流量减少，心肌缺血、缺氧、能量代谢障碍、酸中毒，造成心肌舒缩功能受损。一旦心肌微循环内形成血栓，可引起局灶性心肌坏死和心功能衰竭。此外休克时心肌易受缺血 - 再灌注损伤，以及酸中毒、高血钾等均可加重心肌功能的损害。

2. 肺　休克早期，血压降低可使呼吸中枢兴奋、呼吸加深加快，患者可出现低碳酸血症及呼吸性酸中毒。伴随着休克的发展，低灌注和缺氧进一步损伤肺毛细血管的内皮细胞和肺泡上皮细胞。内皮细胞受损可致毛细血管壁通透性增加而引起肺间质水肿；肺泡上皮细胞受损可使表面活性物质生成减少，肺泡表面张力升高，进而肺泡萎陷、局限性肺不张，导致氧弥散障碍，通气 / 血流比例失调，引发急性呼吸衰竭，临床表现为进行性呼吸困难和进行性低氧血症，称为急性呼吸窘迫综合征（ARDS）或休克肺。多见于创伤性休克及脓毒血症。

3. 肾　休克早期由于肾灌注减少，肾小球滤过率降低，肾血流改善后，肾功能可立即恢复，称为功能性肾衰竭或肾前性肾衰竭。随着休克进一步进展，肾内血流重新分布，近髓循环的短路大量开放，致使血流主要转向髓质，肾皮质血流锐减，导致肾小管上皮细胞缺血坏死，肾功能损害加重，即使恢复肾血流，肾功能亦不能恢复，称为器质性肾衰竭或休克肾。

4. 脑　休克早期，因机体血液重新分布及脑血管对儿茶酚胺作用不敏感，平均动脉压在 60 ～ 140mmHg 时，脑的血液供应基本能满足机体的需要。休克晚期，持续性的血压下降（血压低于 60mmHg），致使脑灌注压和血流量下降，出现脑缺氧、缺血、CO_2 潴留和酸中毒并引起脑细胞肿胀、血管壁通透性升高而导致脑水肿和颅内压增高。

5. 肝　休克早期，由于交感神经 - 肾上腺髓质系统兴奋，所以肝动脉和门脉血管收缩，肝总血流量降低，发挥代偿作用。休克晚期，由于血流减慢、血液黏度增加，血液淤滞在肝微循环中，肝细胞缺血、缺氧，肝血窦及中央静脉内微血栓形成，肝小叶中心区出现坏死，同时肝灌流障碍还可使网状内皮细胞受损，肝的解毒及代谢能力减弱，导致肝损伤，严重时可发展为肝衰竭。

第二节　病情评估

一、护理评估

休克是临床常见的急、危、重症，及时准确地收集资料是正确判断病情的基础。护理的关键在于通过认真细致的观察，及早发现休克的前期表现，为休克的早期诊治争得有利时机。

（一）病史收集

了解引起休克的各种原因，注意观察有无大量失血、失液、严重损伤、烧伤、感染；有无急性心肌梗死等严重心脏疾病；有无使用某些药物或生物制剂发生过敏反应；有无剧痛，有无脑、脊髓损伤、麻醉意外等。

（二）临床观察

1．神志　病人的神志状态常反映脑灌注的情况。休克早期患者可表现为烦躁不安、焦虑、激动，随着休克的进展，可转变为神志淡漠、反应迟钝、意识障碍，严重者可出现昏迷。若经及时救治病人神志淡漠转为清醒，则说明循环改善，休克病情好转。

2．皮肤　皮肤、黏膜的颜色反映外周循环灌注情况。应注意观察患者面颊部、口唇、甲床及肢端皮肤的颜色和温度。休克时轻压患者的甲床、唇或胸骨部皮肤后，苍白区域消失时间超过2s，说明微循环灌注不良或血液淤滞，严重时皮肤可出现青紫及花纹。若病人四肢温暖、皮肤干燥、按压唇或指甲后苍白消失快（< 1s)，迅速转为红润，说明血流灌注良好，提示休克状态缓解或纠正。

3．心率或脉搏　心率或脉搏增快是休克早期出现的体征，较血压下降出现得早，因而意义较大。休克时，脉搏细弱，脉率> 120次 / 分。随着休克的进展，脉搏细弱、减慢，甚至摸不到。若脉搏逐渐增加，脉率转为正常、有力，说明病情好转。

4．血压与脉压　血压是判断机体循环状态的常用指标，但并不是反映休克程度最敏感的指标。一般认为上肢的收缩压< 90mmHg、脉压< 20mmHg是休克的表现。若血压回升到正常值，或血压虽低，但脉搏有力，手足转暖，则说明休克好转。若脉压越小，说明血管痉挛程度越重。反之若脉压增大，则说明血管痉挛开始解除，微循环灌流开始改善。

5．呼吸　应注意观察呼吸的次数及节律。若呼吸增快、变浅、不规则，说明病情恶化。若呼吸频率、节律、深浅度逐渐恢复则说明病情好转。若呼吸增至30次 / 分以上或降至8次 / 分以下，表明病情危重。

6．尿量、尿比重　尿量是直接反映肾灌注情况的敏感指标，也是护理人员观察休克病人的重要内容之一。因此休克病人要留置导尿，30 ~ 60min记录一次尿量，测尿比重、pH等。尿量减少通常是休克早期或休克复苏不完全的表现。测量尿比重可以鉴别尿少的原因，若每小时尿量< 25ml，尿比重高，说明血容量不足。若血压正常，尿量减少，而尿比重低，则说明出现了急性肾衰竭。

7．体温　皮肤的温度可反映外周循环血流灌注情况。有条件可监测中心温度(直肠温度)和外周温度差，若> 2 ~ 3℃提示外周循环收缩，血流灌注不足。感染性休克时患者高热，如体温突然升至40℃以上或骤降至36℃以下，常提示病情危重。

（三）血流动力学监测

1．中心静脉压（CVP）　代表右心房或胸腔段静脉内的压力，其变化可反映相对血容量及右心功能。CVP动态变化可作为判断、观察和治疗休克的一项指标。正常值为5 ~ 12cmH$_2$O。判断病情时，应与动脉压结合起来分析。

2．肺小动脉楔压（PAWP）　能准确反映左心室充盈压及肺循环情况，是估计血容量，调整输液速度，指导血管活性药物应用及防止肺水肿的重要参数。正常值为6 ~ 12mmHg。过低提示血容量不足；过高，如大于18mmHg提示输液过量、心功能不全；如大于30mmHg提示肺水肿。

3．心排血量和心脏指数　心排血量和心脏指数是反映心脏功能的综合指标。心排血量的正常值为 4 ~ 8L/min，心脏指数的参考值为 2.5 ~ 3.5L/（min·m^2）。休克时，心排血量和心脏指数多降低，但感染性休克有时心排血量和心脏指数增高。

4．休克指数　常用于判断是否有休克及休克的程度。正常值为 0.54±0.21。休克指数为 0.5 提示无休克，休克指数为 1.0 ~ 1.5 提示有休克，休克指数＞ 2.0 为严重休克。休克指数一般用于低血容量性休克、创伤性休克的评估。

（四）实验室检查

1．血常规　红细胞计数和血红蛋白值可提示失血情况。血细胞比容增高可反映血浆丢失情况。白细胞计数和中性粒细胞比例增加则提示有感染存在。

2．血清电解质测定　提示体液代谢或酸碱平衡失调的程度。

3．动脉血气分析　了解肺功能和酸碱失调的变化。

4．动脉血乳酸测定　乳酸酸中毒是组织血流灌注降低的主要指标。正常动脉血乳酸浓度为 1 ~ 2mmol/L，超过 2mmol/L 为乳酸酸中毒，超过 4mmol/L 为严重酸中毒。

5．凝血系统检查　血小板计数、纤维蛋白原、凝血酶原时间及其他凝血因子测定，有助于对疑有弥散性血管内凝血进程的判定，并积极采取治疗措施。

二、病情判断

（一）临床表现

1．休克早期　病人神志清楚，表现为烦躁不安或轻度兴奋，面色苍白，皮肤湿冷，心率、呼吸加快，脉搏尚有力，收缩压正常或偏低，舒张压升高，脉压降低，尿量略少。

2．休克中期　病人表情淡漠，反应迟钝，皮肤苍白，四肢发冷，呼吸浅快，血压下降，收缩压降 70 ~ 90mmHg，脉压减小，脉搏细弱无力，表浅静脉下陷，尿量减少（＜ 20ml/h），并出现代谢性酸中毒。

3　休克晚期　病人意识模糊，甚至昏迷，全身皮肤、黏膜发绀，四肢厥冷，体温不升，脉搏细弱或摸不清，收缩压＜ 60mmHg 或测不出，呼吸呈潮氏呼吸或不规则，无尿，可出现 DIC，严重酸中毒以及心、肺、肾、脑等多脏器功能衰竭，甚至死亡。

（二）休克程度的判断

临床上根据一看、二摸、三测压、四量尿，将休克分为轻、中、重三度（表 6-2）。

表 6-2　休克程度的估计

	临床表现	轻度	中度	重度
一看	神志及表情	清醒，稍激动	表情淡漠	意识模糊，昏迷
	皮肤颜色	正常或苍白	苍白	苍白，肢端青紫
	Cap 充盈时间	正常	延长	显著延长
二摸	四肢浅静脉	轻度收缩	表浅静脉塌陷	表浅静脉塌陷
	脉搏	＜ 100 次 / 分	100 ~ 120 次 / 分，细弱	速而弱或摸不清
	皮肤温度	正常、发凉	发冷	厥冷（肢端更明显）
三测压	动脉收缩压	正常或稍低	70 ~ 90mmHg	＜ 70mmHg 或测不出
	脉压 mmHg	20 ~ 30mmHg	10 ~ 20mmHg	＜ 10mmHg 或测不出
四测尿	尿量（ml/h）	正常或尿少	＜ 20	无尿
	估计出血量	＜ 20%	20% ~ 40%	＞ 40%
		＜ 800ml	800 ~ 1600ml	＞ 1600ml

考点：休克的临床表现

第三节 休克的急救与护理

一、休克急救处理的基本原则

休克是一种危重症，一旦确诊，必须立即采取有效的急救措施。抢救治疗及时，恢复的可能性较大，并尽可能在短的时间内使病人脱离危险。救护原则是尽早解除导致休克的因素，尽快恢复有效循环血量，纠正微循环障碍，纠正酸中毒和改善重要器官功能。

（一）积极消除病因

积极防治引起休克的原发病。如大量出血造成的休克必须尽早止血；严重感染造成的休克应尽快找到感染病灶并予以清除；过敏引起的休克应立即脱离致敏源，尽快注射肾上腺素等急救药物；剧痛引起的神经源性休克应立即注射吗啡或哌替啶。

（二）补充血容量

各型休克都有血容量的绝对或相对不足（心源性休克除外），迅速补充血容量，恢复有效的循环血量，是休克治疗的基本措施。输液强调尽早、及时、足量。补液量的确定应遵循"充分扩容，需多少，补多少"的原则。临床上常用的液体有：①晶体液，如等渗盐水、5%葡萄糖液和平衡盐溶液等；②胶体液，如全血、血浆、白蛋白和低分子右旋糖酐等。晶体液与胶体液之比一般为3:1。补液原则是先快后慢，先晶体后胶体，中度和重度休克应先输一部分全血。在扩容时，有条件的可监测中心静脉压（CVP）、肺毛细血管楔压（PCWP），并注意观察皮肤颜色、温度、末梢循环、血压、脉搏、尿量等情况，以随时观察输液效果。

（三）合理使用血管活性药物

应用血管活性药物是抗休克的重要手段之一。在补液治疗后血压仍不回升，组织灌注仍无改善，则应使用血管活性药物。血管活性药按其作用分为血管扩张剂和血管收缩剂。

1. 血管扩张剂　必须在充分补液的基础上使用，适用于低排高阻型休克（冷休克）。

（1）β受体兴奋剂：多巴胺具有β受体兴奋作用。剂量为（2～5）μg/(kg·min)时，主要兴奋多巴胺受体，可使内脏和肾血流量增加；剂量为（5～10）μg/(kg·min)时，主要兴奋β受体，有强心、扩血管作用；剂量为（10～20）μg/(kg·min)时，主要兴奋α受体，有收缩外周血管及肾血管作用。

（2）α受体阻滞剂：酚妥拉明作用快而时间短，易于调整剂量。不宜用于心肌梗死、心力衰竭等患者。

（3）抗胆碱能药物：有阿托品、654-2（山莨菪碱）等，654-2不良反应轻、毒性低可作为首选。不良反应有口干、皮肤潮红、兴奋、心跳加快、灼热等。

2. 血管收缩剂　在下列情况下可以应用：①冷休克伴有心力衰竭时，可在应用血管扩张剂的同时，应用缩血管药物防止血压骤降，同时有强心作用；②应用血管扩张剂病情未见缓解者，可使用血管收缩药物。常用药物：多巴胺、间羟胺、去甲肾上腺素。

（四）纠正酸中毒

由于组织细胞缺氧，机体由有氧代谢变为无氧代谢，酸性代谢产物增加，引起乳酸血症。而在休克时，肝肾功能的减退，对乳酸的处理及排出功能减退，因此出现代谢性酸中毒。代谢性酸中毒对心肌、血管平滑肌、肾均有抑制作用。但按照血红蛋白氧合解离曲线规律，碱中毒可以使血红蛋白氧合解离曲线左移，氧气不宜与血红蛋白解离，易使组织缺氧加重，故不宜早期使用碱性药物。病人休克状态持续 1～2 小时以上或休克较重病人，需用碱性液纠正酸中毒。一般根据临床情况先滴入 5% 碳酸氢钠 100～200ml，以后可根据动脉血气分析的测定结果再给以补充。

（五）维护重要器官功能

休克过程中组织和脏器功能逐渐受损，进而衰竭。在改善循环和对因治疗的同时，采取各种手段维护重要脏器功能也是休克治疗的重要方面。常用药物有：糖皮质激素、三磷酸腺苷、辅酶 A、细胞色素 C、利尿剂、抗凝剂等。

考点：休克急救处理的基本原则

二、护理措施

（一）一般护理

1．病室环境　严重休克病人应安置在 ICU 监护，病室要安静，注意保暖，可采用加盖棉被、毛毯等措施。注意调节室内温度及湿度，温度为 22～28℃，湿度为 70% 左右。

2．体位　休克患者一般采取平卧位或仰卧中凹位。心源性休克患者应采取半卧位。

3．保持呼吸道通畅　休克昏迷者，应防止舌后坠，及时清除呼吸道分泌物，病人可平卧头偏向一侧，或用舌钳拉出舌头，必要时可给予气管插管或气管切开。对缺氧病人给予氧气吸入，吸氧浓度为 40%～50%，严重呼吸困难者，可给予面罩加压吸氧，必要时可行气管插管或切开，并及早使用呼吸机辅助通气。

4．建立输液通道　尽快建立 2 条以上输液通道，并保证输液通畅。由于浅表静脉较细，循环路径长，且休克后浅表静脉塌陷，不宜穿刺，因此应采取中心静脉穿刺。

5．合理安排输液　休克患者一般需要快速输入晶体溶液，如生理盐水、平衡盐溶液等，可以增加回心血量和心排血量。之后输入胶体溶液，如全血、血浆等，可提高血浆胶体渗透压，减少液体渗入组织间隙。同时要根据血压、中心静脉压等血液动力学监测情况调整输液速度。

6．准确记录出入量　及时、准确记录输入的液体、药物的种类、剂量、时间、速度等，并详细记录出量，为治疗提供依据。

（二）密切观察病情变化

密切观察生命体征、神志、尿量的变化。每 15～30 分钟监测一次血压、心率、心律、呼吸、体温的变化，观察患者的神志、表情、口唇颜色、皮肤肢端温度和颜色、瞳孔和尿量的变化。如果患者从烦躁转为平静，由淡漠转为对答如流，口唇转红润，肢端温暖，尿量＞30ml/h，说明休克好转。

（三）应用血管活性药物的护理

使用血管活性药物时应注意：①从低浓度、低速度开始；②使用期间应严密监测血压的变化，开始每 5～10 分钟测量一次，血压平稳后每 15～30 分钟测量一次；③根据血压的变化调整输液速度，有条件的可使用输液泵或微量泵控制滴速；④严防药液外渗，有条件者采用中心静脉滴入，药液一旦外渗应立即更换输液部位并局部采用酚妥拉明湿敷；⑤血压平稳后，应逐渐降低药物浓度、滴速，避免突然停药引起不良反应。

（四）预防感染

1．严格执行无菌技术操作规范。

2．遵医嘱应用抗生素，注意观察药物的疗效及不良反应。

3．协助患者咳嗽、咳痰，及时清理呼吸道分泌物，对于痰液黏稠者，可根据医嘱给予化痰药雾化吸入，促进痰液排出，防止发生坠积性肺炎。

4．病情允许时每2小时为患者翻身、叩背一次，并按摩局部受压部位，预防压疮的发生。

（六）预防意外伤害的发生

1．对于烦躁、意识不清的患者，应使用床旁护栏，防止坠床的发生。

2．对于气管插管、气管切开、中心静脉置管的患者，应注意妥善固定导管，做好导管护理，防止非计划拔管的发生。必要时可以使用约束带。

3．使用约束带时，应注意局部皮肤的保护，定时观察约束带的松紧是否适宜，观察被约束肢体的末梢循环情况，以防止过度约束，而导致肢体缺血。

（七）心理护理

休克往往是由于强烈的致病因素引起的，抢救措施繁多而且紧急，加上各种抢救仪器的使用，患者会感到自己病情危重或面临死亡而产生恐惧、焦虑、紧张、烦躁不安等情绪。因此要做以下护理：①护理人员应积极主动地配合医疗抢救，认真、准确地执行各项医嘱；②在抢救的过程中应保持镇静，忙而不乱，快而有序，以稳定患者和家属的情绪，并取得他们的信任和主动配合；③要及时做好安慰和解释工作，指导患者和家属配合抢救，树立战胜疾病的信心。

| 小
结 | 休克是临床比较常见的危重症，常危及患者的生命，治疗和护理的关键在于早期识别，为后续的治疗和护理赢得宝贵的时间，减少死亡率，提高抢救成功率及生活质量。本章内容主要包括：休克的分类，休克的病理生理改变，休克的救治，休克的病情评估，休克的护理评估等。休克的早期识别直接关系到患者的预后和转归，因此，要求救护人员要有扎实的理论知识、综合的分析能力、娴熟的急救技能和高度的责任心，使休克患者及时得到高质量的救护。 |

（胡　静）

第七章　急性脏器功能衰竭病人的护理

<table>
<tr><td rowspan="4">学习目标</td><td>1. 归纳急性脏器功能衰竭病人的临床表现及相关实验室检查的临床意义。</td></tr>
<tr><td>2. 熟记脏器衰竭病人的护理要点。</td></tr>
<tr><td>3. 解释急性左心衰竭、急性呼吸衰竭、多脏器功能衰竭的概念。</td></tr>
<tr><td>4. 说出各脏器衰竭的常见病因。</td></tr>
</table>

第一节　急性心力衰竭

案例

　　患者，女，58 岁，因突发喘憋不能平卧 2 小时来诊。既往冠心病病史 12 年，心肌梗死病史 3 年，高血压病史 8 年。本次发病是在 2 小时前无明显诱因突然发病，出现喘憋伴不能平卧，咳嗽及咳粉红色泡沫痰，含服"速效救心丸"5 粒，效果不佳。查体：T36.8℃，P148 次 / 分，R28 次 / 分，BP160/95mmHg。神清，口唇发绀，端坐位。两肺呼吸音低，满布哮鸣音，两肺底可闻及湿啰音，心率 148 次 / 分，可闻及舒张期奔马律。腹软，肠鸣音正常，双下肢无水肿。心电图示：窦性心动过速，V1-V3 呈 QS 型。

　　思考：

　　1. 该患者出现喘憋不能平卧的原因是什么？

　　2. 作为护士应做哪些护理工作？

　　急性心力衰竭以急性左心衰竭最常见。急性左心衰竭是指急性发作或加重的左心功能异常所致的心肌收缩力明显降低、心脏负荷加重，造成心排血量骤降、肺循环压力突然升高、周围循环阻力增加，引起肺循环充血而出现急性肺淤血、肺水肿并可伴组织器官灌注不足和心源性休克的临床综合征。急性右心衰竭是某些原因使右心室心肌收缩力急剧下降或右心室的前后负荷突然加重，从而引起右心排血量急剧降低的临床综合征。本节主要讲述急性左心衰竭。

一、病因与诱因

　　1. **慢性心衰急性加重**　在原有心衰基础上，感染、劳累、情绪激动等都可诱发心衰的急性发作。

　　2. **急性心肌严重损害**　急性心肌梗死、不稳定型心绞痛、急性重症心肌炎、围生期心肌病等，当病情严重、病变广泛，大量心肌细胞发生水肿、变性、坏死，丧失原有的舒张收缩功能，则会导致急性心衰。

3．后负荷增加　急进性恶性高血压、高血压危象，严重主动脉瓣或二尖瓣狭窄，血栓堵塞瓣膜口，均会导致心脏流出道梗阻，后负荷骤然增高。

4．前负荷增加　临床输液或输血过快，感染性心内膜炎所致的二尖瓣或主动脉瓣穿孔，二尖瓣腱索或乳头肌断裂等，均可导致左心容量负荷加重。

5．心室充盈受限　如心包压塞、限制性心肌病等，使心脏舒张功能障碍，心室不能有效充盈，导致心排血量下降。

6．恶性心律失常　如房颤伴快速心室率、室上性心动过速、室性心动过速、室颤等，使心脏不能有效地射血，从而导致循环功能障碍。

二、病情评估

（一）临床表现

1．急性肺水肿　表现为突然出现的呼吸困难、端坐呼吸、频率增快、口唇发绀、大汗、频繁咳嗽、咳大量的白色或粉红色泡沫样痰。查体可闻及双肺满布哮鸣音和湿啰音、心率增快、肺动脉瓣区第二心音亢进、心尖部第一心音低钝，可闻及收缩期杂音和舒张期奔马律。

2．心排出量降低　早期因交感神经兴奋，血压可升高，随病情持续，病人可出现血压降低、休克、末梢循环差、皮肤湿冷。大脑缺血缺氧，可出现烦躁不安、意识模糊等神志的改变，而肾的缺血、缺氧可出现少尿症状。

轻型急性左心衰竭表现为阵发性夜间呼吸困难，病人入睡后突然出现胸闷、气急，而被迫突然坐起，重者可出现哮鸣音，于端坐休息后缓解，称为"心源性哮喘"，其发生与以下因素有关：平卧使肺血流量增加；腹腔脏器推动膈肌上抬，压迫心脏；夜间迷走神经张力增加等。

（二）辅助检查

1．胸部 X 线检查　可显示肺淤血的程度及肺水肿，出现肺门血管影模糊，蝶形肺门，甚至弥漫性肺内大片阴影等。如有基础疾病导致的心脏扩大，还可见心胸比例增高。

2．心电图　急性心衰无特征性改变，多表现为心动过速或原有心脏疾病的心电图特征，如心肌缺血、梗死或心律失常等。

3．超声心动图　可通过观察心包、心肌、瓣膜的形态及收缩舒张的运动协调状态，了解心脏的结构是否出现了变化；还可通过测定左心射血分数（LVEF），监测心脏收缩舒张时的相关数据，通过超声多谱勒间接测量左、右心室的充盈压、肺动脉压等来判断心脏的功能状态。

4．动脉血气分析　常用的监测指标为动脉血氧分压、动脉血二氧化碳分压、氧饱和度及血 pH 等。因急性左心衰发生时，病人呼吸困难、呼吸频率加快、过度通气，而二氧化碳的弥散力又是氧的 20 倍，故急性左心衰竭常先出现低氧血症和微循环不良导致的代谢性酸中毒，二氧化碳分压早期下降，病情进一步加重时，才出现二氧化碳分压的升高。

5．血流动力学监测　急性左心衰时，肺毛细血管楔压、心室舒张末期压升高，心排血量、心脏指数、射血分数均降低。其中肺毛细血管楔压和左室舒张末期压是监测左心功能的敏感指标。

6．心衰标志物测定　B 型尿钠肽(BNP)作为心衰标志物是诊断和鉴别诊断的客观指标。

知识链接

B 型尿钠肽又称脑尿钠肽（BNP）由心肌细胞合成的具有生物学活性的天然激素，主要在心室表达，同时也存于脑组织当中。当左心功能不全时，快速合成释放入血，有助于调节心脏功能。BNP < 100pg/ml，可排除心衰。

三、治疗与护理

（一）治疗

1. 减少回心血量　取半卧位或端坐位，双腿下垂，也可四肢轮流加压包扎，以减少回心血量，降低心脏前负荷。

2. 吸氧　应尽早使用，维持 $SaO_2 \geq 95\%$。方式：①鼻导管吸氧：低氧流量（1 ～ 2L/min）开始，如仅为低氧血症，未见二氧化碳潴留，可采用高流量（6 ～ 8L/min）吸氧。在湿化瓶中加入 20% ～ 30% 酒精或有机硅消泡剂，可使肺泡内的泡沫表面张力减低而破裂，增加气体交换面积，从而改善通气。②面罩吸氧：适用于伴有呼吸性碱中毒患者。必要时可采用气管插管呼吸机辅助通气治疗。

3. 出入量管理　肺循环、体循环淤血或水肿明显者，应严格限制饮水量和静脉输液量，对无明显低血容量因素者，每天摄入量应在 1500ml 以内，不宜超过 2000ml。保持每天水出入量负平衡约 500ml，以减少水钠潴留。3 ～ 5 天后，如水肿、淤血明显减退，应减少水负平衡，逐渐过渡为出入液体平衡。

4. 利尿剂　适用于急性心衰伴肺淤血或体循环淤血以及容量负荷加重的患者，在急性心衰患者的治疗中，仍以速尿静脉给药为首选，其不仅有利尿作用，还有血管扩张作用，可迅速减少血容量，降低心脏前负荷。

5. 镇静剂　吗啡是治疗急性肺水肿的有效药物，2.5 ～ 5mg 静脉缓慢注射，亦可皮下或肌内注射。吗啡有呼吸抑制作用，故 CO_2 潴留的患者不宜应用。

6. 支气管解痉剂　可选择氨茶碱或二羟丙茶碱，可缓解支气管痉挛，增强心肌收缩力，扩张外周血管。不宜用于急性心梗或不稳定型心绞痛所致的急性心衰，不可用于伴快速型心律失常的急性心衰。

7. 血管扩张剂　常用的种类有硝酸酯类药物，如硝普钠、酚妥拉明、乌拉地尔等，此类药物可降低左、右心室的充盈压和全身血管阻力，减轻心脏负荷，降低血压。在应用时应注意评估收缩压水平，通常在收缩压 ≥ 110mmHg 时可安全应用，若收缩压 ≤ 90mmHg 时应禁止使用。

8. 正性肌力药物　常用的药物有洋地黄类、多巴胺、多巴酚丁胺、磷酸二酯酶抑制剂等。适用于急性心衰同时伴低血压、组织灌注不足或应用扩血管药物效果不佳时。急性心梗所致的心衰不宜使用洋地黄，在电解质失衡时谨慎使用洋地黄类药物。

（二）护理措施

1. 病情观察　严密观察病人生命体征变化、呼吸困难程度、咳嗽与咳痰情况以及肺内湿啰音的变化。

2. 体位　协助病人取坐位，并提供依靠物，如高枕、高被、小桌等，以节省病人体力；注意防护，防止坠床。

3．镇静　遵医嘱给予镇静剂，并陪伴安慰病人，告诉病人医护人员正积极采取措施，消除病人的不安、恐惧、烦躁等情绪，减轻心脏负荷。

4．吸氧　注意保持鼻导管的通畅，做好鼻腔护理。

5．药物护理　使用利尿剂时，应严格记录出入量，注意电解质问题；使用血管扩张剂要控制输液速度，并监测血压，防止低血压；使用硝普钠时应避光，并现配现用。

考点： 急性心力衰竭的治疗原则

第二节　急性呼吸衰竭

案例

患者，男，50岁。因发作性喘憋3天，加重6小时来诊。近3天来每天发作4～5次，使用喘乐宁气雾剂后可缓解。6小时前再次出现喘憋，并进行性加重，咳白色泡沫样痰。既往"支气管哮喘"病史25年，病情基本稳定，高血压病史8年。查体：T36.8℃，P136次/分，R35次/分，BP145/95mmHg。神清，多汗，端坐位，口唇和指端发绀，耸肩吸气，三凹征明显，两肺呼吸音低，满布哮鸣音，心率136次/分，未闻及杂音。辅助检查：脉搏氧饱和度（SPO_2）76%（鼻导管吸氧4L/min），血气分析pH7.501，$PaO_2$47.8mmHg，$PaCO_2$35mmHg，腹软，指尖血糖12.4mmol/L，心电图示：窦性心动过速，V_3～V_6T波倒置。

思考：

1．该患者的初步诊断是什么？

2．在接诊此类患者时，应采取哪些护理措施？

急性呼吸衰竭是指原呼吸功能正常，因呼吸系统或其他疾病，在短时间内引起严重的气体交换障碍，产生低氧血症或合并有二氧化碳潴留，而产生的一系列临床综合征。Ⅰ型呼吸衰竭指PaO_2＜60mmHg，$PaCO_2$正常或降低；Ⅱ型呼吸衰竭指PaO_2＜60mmHg，$PaCO_2$＞50mmHg。

一、病因

1．呼吸道疾病　呼吸道感染、烧伤、异物、喉头水肿等。

2．肺实质病变　各种类型的肺炎、肺水肿。

3．肺血管疾病　急性肺梗死是引起急性呼衰的常见原因。

4．胸壁、胸膜的病变　胸廓外伤畸形、胸腔积液、气胸等。

5．神经肌肉系统疾病　颅脑部疾病损伤呼吸中枢，抑制自主呼吸；急性感染性多发性神经根炎、重症肌无力等使呼吸肌失去收缩舒张功能，均可引起呼吸衰竭。

二、病情评估

（一）临床表现

1．呼吸困难　表现为呼吸的频率、节律、幅度的改变，在呼吸肌疲劳时，常出现辅助呼吸肌运动增强，如鼻翼扇动、点头或提肩呼吸、三凹征等。

2. 发绀　是缺氧的表现，发绀的程度和缺氧的程度、血红蛋白的量、心功能等因素有关。当氧饱和度＜85%时，即可观察到发绀。

3. 神经、精神症状　表现为神志模糊、烦躁、抽搐、昏迷等，严重的二氧化碳潴留可导致腱反射减弱或消失，也可出现病理征阳性。

4. 循环系统表现　缺氧时，心率加快、血压升高、肺循环小血管收缩、肺动脉压力升高；缺氧严重时，血压下降、心律失常、室颤或心搏骤停。

5. 消化和泌尿系统症状　严重的呼吸衰竭对肝、肾功能都有影响，如消化道出现应激性溃疡，出现水肿、血尿、蛋白尿、管型尿等。

（二）辅助检查

1. 血气分析　动脉血氧分压（PaO_2）和动脉血二氧化碳分压（$PaCO_2$）是诊断呼吸衰竭的指标；脉搏氧饱和度（SPO_2）可持续、动态地监测机体缺氧的程度；血 pH 是判断酸碱失衡的主要指标。

2. 影像学检查　对明确呼衰的病因有重要作用，可观察、指导治疗过程。

三、治疗与护理

（一）治疗

1. 保持呼吸道通畅　清除气道内的分泌物和异物，可用鼻导管抽吸，对于昏迷或无力咳嗽者也可采用翻身拍背、体位引流的方式；对气道痉挛者可应用氨茶碱等解痉药物；对气道感染炎症引起的肿胀及分泌物增加，可行抗感染抗炎治疗；必要时气管插管或气管切开，进行机械通气治疗。

2. 氧疗　低氧血症是急性呼吸衰竭重要的临床表现，氧疗是纠正低氧血症的有效措施，通过提高肺泡内氧分压，增加氧的弥散力，提高动脉血氧分压。但如果使用不当会导致氧中毒、二氧化碳潴留，所以应掌握正确的氧疗方法。

（1）Ⅰ型呼吸衰竭：短时间内吸入 FiO_2 为 50% ～ 60% 或更高浓度的氧，待 PaO_2 升至 60mmHg 以上后，将 FiO_2 降至 50% 以下，以防氧中毒、吸收性肺不张等并发症。一般将 FiO_2 在 50% 以上定义为高浓度吸氧，常压下 FiO_2 在 40% 以下是安全的；50% ～ 60% 有可能引起毒性反应；60% 以上必须限制在 48 小时以内，最多不超过 72 小时；纯氧吸入只能短时间应用，不超过 24 小时。鼻导管吸氧时氧浓度与氧流量的换算关系为 FiO_2（%）= 21 + 4× 吸氧流量（L/min）。

（2）Ⅱ型呼吸衰竭：持续低流量吸氧，FiO_2 ＜ 35%。缺氧和二氧化碳潴留主要是由于肺泡通气量不足引起，呼吸中枢对二氧化碳的敏感性降低，呼吸驱动主要依靠低氧，单纯吸氧只能提高氧分压，无助于二氧化碳的排出，而低氧纠正后解除了对呼吸中枢的兴奋作用，通气量降低，加重了二氧化碳潴留。对此型病人，可在低流量吸氧基础上加用呼吸兴奋剂，慎用镇静剂；如在治疗过程中，病人二氧化碳潴留逐渐加重，出现神志改变，应及时建立人工气道，机械通气。

3. 机械通气　通过提供一定流速、压力、浓度的氧气及适当的通气量来维持通气；改善肺气体交换功能，维持有效的气体交换，纠正低氧血症；减少机体的呼吸功耗，解除呼吸肌疲劳；维持胸壁的稳定性。

4. 病因及对症治疗　根据呼吸衰竭的病因，进行有针对性的病因治疗是纠正呼衰的根本措施。如控制感染、解除呼吸道梗阻等；另外在呼衰病程中所产生的一系列并发症，如酸碱平衡紊乱，电解质失调等也应做相应的纠正处理。

（二）护理措施

1. 病情观察

（1）体征变化：特别是生命体征，如呼吸频率＞25次/分，常提示病人可能发生呼吸窘迫综合征；球结膜充血水肿常提示发生了肺性脑病；而病人的意识状态、神经反射的改变直接体现了脑组织对缺氧或二氧化碳潴留的反应。

（2）准确记录出入量：尿量和肾功能可反应肾的损害程度。

（3）仪器监测：①动脉血气分析：主要包括动脉血氧分压（PaO_2）、动脉血二氧化碳分压（$PaCO_2$）、pH等，是判断病情。指导治疗的重要参数。②脉搏氧饱和度（SpO_2）为无创，可连续、动态反应病人氧供情况。③呼气末二氧碳分压（$P_{EP}CO_2$）也是无创，可动态监测指标，准确反应机体$PaCO_2$情况。

2. 氧疗护理

（1）对单纯低氧，无二氧化碳潴留的Ⅰ型呼衰，可高浓度吸氧，尽快地提高PaO_2。对同时伴有二氧化碳潴留的Ⅱ型呼衰，应低流量吸氧，以免加重二氧化碳潴留，在给氧的同时还应加强通气，促进二氧化碳的排出，可采取排痰、解痉等畅通气道的方法。在此基础上还可适当应用呼吸兴奋剂，如效果不良，可气管插管或气管切开，实施机械通气。

（2）在氧疗过程中应严密观察病情变化，特别是生命体征、意识状态、皮肤黏膜等，它们可直接反应氧疗是否有效，同时要做好记录及交接班工作。

3. 机械通气的护理

（1）记录上机时间、设置的参数，观察呼吸机的工作状态及病人情况，防止出现人机对抗、气压伤（如气胸、皮下气肿）等并发症。

（2）人工气道管理，如湿化、吸痰、气道给药、换药、气囊的充气放气等。

（3）注意吸痰的无菌操作，吸痰前后检查肺部体征，以判断吸痰效果。

（4）注意气管套管的固定，避免脱落。

（5）心理护理：上机前要向意识清楚的病人交待使用呼吸机的必要性及如何配合；建立人工气道后病人失去了语言表达能力，要积极采用非语言的沟通方式加强与病人交流，了解其需求，提供必要的帮助；安排家人、朋友的探访，缓解其心理压力，促进康复。

> **考点：** 急性呼吸衰竭的治疗原则

第三节　急性肾衰竭

案例

　　患者，女，61岁。因进食差、恶心、呕吐、腹泻5天，无尿1天，意识障碍2小时。120接诊后测血糖2.7mmol/L，给予补糖后意识清醒转入我院。病人有糖尿病史十余年，自服阿卡波糖控制血糖。入院查体：P76次/分，R20次/分，BP120/80mmHg。肥胖，全身无皮疹及出血点。两肺呼吸音清，心率76次/分，未闻及杂音。腹略膨隆，肝脾不大，无压痛，双下肢水肿。辅助检查：白细胞$27×10^9$/L，血小板$69×10^9$/L；肝功示转氨酶轻度升高；肾功示尿素氮18.4mmol/L，肌酐632μmol/L；尿常规示尿蛋白（＋＋＋），白细胞8～10/HP；流行性出血热抗体IgM（－）；肾彩超：双肾增大。给予吸氧、补液、保肝、改善循环、纠酸、抗感染等治疗。

思考：

1. 该患者的初步诊断是什么？
2. 在接诊此类患者时，应采取哪些护理措施？

急性肾衰竭是由不同病因引起，短时间内出现肾小球滤过率急剧下降，临床上出现水盐代谢紊乱、酸碱失衡、代谢产物潴留的综合征。肾功能下降可见于原来无肾病的患者，也可发生在慢性肾病患者。主要表现为氮质废物血肌酐（Cr）和尿素氮（BUN）升高，水电解质和酸碱平衡紊乱，以及全身各系统并发症。急性肾衰竭有广义和狭义之分，广义的可分为肾前性、肾性、肾后性，狭义的是指急性肾小管坏死。急性肾衰竭见于各科疾病，如能及时治疗，肾功能大多可恢复。

一、病因

1. 肾前性急性肾衰竭　包括血容量减少、有效动脉血容量减少和肾内血流动力学改变等。

2. 肾性急性肾衰竭　有肾实质损伤，常见的是肾缺血或肾毒性物质损伤肾小管上皮细胞，也包括肾小球疾病、血管病和小管间质病导致的急性衰竭。

3. 肾后性急性肾衰竭　为急性尿路梗阻所致，梗阻发生部位可为尿道至肾盂之间的任一部位，多见于肿瘤、结石等。

二、病情评估

(一) 临床表现

急性肾小管坏死是肾性急性肾衰竭的最常见类型，按病因可分为缺血性和肾毒性，但在临床上是多因素的，故临床表现也有差异。但典型的临床表现可分为少尿期、多尿期、恢复期。

1. 少尿期　多为1～2周，平均10天。此期病人肾小球滤过率低下，尿量常少于400ml/d，也有少部分患者没有少尿表现，此类患者预后多较好。随着病人肾功能的减退，病人可出现各系统损伤的临床表现：①消化系统：食欲下降、恶心、呕吐、腹胀、腹泻、出血等。②呼吸系统：呼吸困难、咳嗽、胸痛，易出现感染。③循环系统：高血压、心力衰竭、肺水肿、心包病变、心肌病变、心律失常等。④神经系统:可出现意识障碍、躁动、抽搐、昏迷等。⑤血液系统：多有贫血、出血倾向。⑥水、电解质平衡紊乱:代谢性酸中毒、高钾血症、低钠血症等。

2. 多尿期　多为1～3周。此期肾小管开始再生、修复，肾小球滤过率逐渐恢复，尿量开始增加，每日达3000～5000ml以上，但肌酐、尿素氮仍进一步增高，甚至出现其他脏器功能衰竭的并发症。

3. 恢复期　时间多在3个月至1年，少尿期越长，肾功能恢复的时间也越长。大多数病人肾功可恢复正常，少数病人可留有不同程度的肾功损害。

（二）辅助检查

1．血生化检查　血尿素氮和血肌酐进行性升高，血肌酐每日平均升高＞44.2μmol/L，高分解代谢者上升速度更快；血清钾浓度常＞5.5mmol/L，还可有低钠、低钙、高磷血症；血 pH 常＜7.35。

2．尿液检查　尿比重降低，多在 1.015 以下；尿沉渣检查可见肾小管上皮细胞、上皮细胞管型和颗粒管型及少许红、白细胞；尿蛋白常在＋～＋＋，以小分子蛋白为主；尿渗透压＜350mOsm/L；尿钠增高，多在 20～60mmol/L；肾衰竭指数和钠排泄分数多大于 1。尿液检查应在输液，应用利尿药、高渗药物之前进行，以免影响结果。

3．影像学检查　尿路超声影像对排除尿路梗阻有帮助。逆行性血管造影对疑为梗阻所致的无尿有帮助，肾血管造影适用于肾血管因素导致疾病的诊断。

4．肾活检　对于病因不明确、临床表现不典型者，肾活检非常必要，有助于诊断、治疗和判断预后。

三、治疗与护理

（一）治疗措施

1．积极处理原发病　对因失血、心力衰竭等因素引起的肾缺血缺氧，要尽快采取措施，恢复肾的灌注。对因药物、毒物引起的要停止药物的使用或毒物的接触。

2．维持体液平衡　根据丢失的量来补充，每天大致的进液量可按前一日尿量加 500ml 计算。发热的患者可适当增加液体量。

3．高钾血症的处理　高钾是少尿期主要的死亡原因，血钾超过 6.5mmol/L，应立即处理，可采用的方法如下：① 10% 葡萄糖酸钙 20ml 稀释后缓慢静注；② 5% 碳酸氢钠 100～200ml 静滴；③ 50% 葡萄糖 50ml 加胰岛素 10U 静注；④血液透析是治疗高钾血症最有效的措施。

4．代谢性酸中毒　可适当应用 5% 碳酸氢钠来纠正，也可应用透析。

5．控制感染　感染是最常见的并发症，也是主要的致死原因。故应根据细菌培养和药物敏感试验选用肾毒性低的抗生素。

6．透析疗法　是抢救急性肾衰竭最有效的措施，可使病人度过少尿期，降低死亡率及缩短病程。

知识链接

常用的透析技术主要有三种：腹膜透析、血液透析、连续性肾替代治疗。

1．腹膜透析：是向病人腹腔内输入透析液，利用腹膜作为透析膜，使体内潴留的水、电解质与代谢废物，经超滤和渗透作用进入腹腔，而透析液中某些物质经毛细血管进入血液循环，以补充体内的需要。

2．血液透析：是一种血液净化疗法，能替代正常肾的部分排泄功能，利用弥散对流作用清除血液中的毒性物质。

3．连续性肾替代治疗（CRRT）：是指持续 24 小时或接近 24 小时的一种连续性体外血液净化疗法，替代受损的肾功能的净化方式。适用于多器官功能衰竭患者。具有治疗期间心血管状态稳定、生物相容性好、溶质清除率高和营养支持治疗的优点。

（二）护理措施

1. 病情观察　注意病人生命体征的变化，有无呼吸困难，心律是否规整，血压的变化等。还要注意病人的意识状态、贫血及尿毒症面容的变化、皮肤是否干燥。并记录病人的体重、出入量变化。

2. 各系统护理

（1）消化系统：饮食上少食多餐，协助病人漱口，保持口腔清洁。观察呕吐物和大便颜色，及时发现并处理消化道出血。

（2）神经系统：观察病人的神志变化，保持病房安静。观察镇静剂作用及疗效，防止药物的蓄积中毒。

（3）循环系统：观察血压、心率、心律以及皮肤、肢体末梢的血液循环状况，及时发现可能出现的心功能不全、肺水肿。

（4）造血系统：针对贫血或有出血倾向的病人，要做好防护，避免起坐时出现磕碰、摔伤。

（5）呼吸系统：观察病人有无呼吸频率、节律或幅度的改变，有无呼吸困难、胸闷等症状。

（6）皮肤护理：因尿素霜刺激，病人多有皮肤瘙痒，抓破后易感染，应多用温水擦洗，勤换衣裤、被单。水肿病人注意保护其皮肤，防止压疮发生。

3. 营养饮食护理　摄取高热量、高维生素、高钙、低磷和优质蛋白质饮食，适当限盐。

4. 血液透析病人的护理

（1）向病人说明透析的目的，在透析过程中可能出现的问题，使首次透析的病人能大致了解透析的情况，避免情绪紧张，增加安全感。

（2）注意观察病人的生命体征变化，有无出血、过敏症状的发生，严格无菌操作，观察系统运行是否正常；准确、及时、详细填写记录单。

（3）透析后要注意病人的全身状态，观察透析的效果，注意拔除导管时，应压迫止血，避免出血，如果保留导管，应做肝素盐水封管。

5. 心理护理　多与病人沟通，及时向病人讲解在治疗或护理上要采取的措施，使病人在心理上有准备，且能配合医护人员的治疗护理。

考点：急性肾衰竭的治疗原则

第四节　急性肝衰竭

案例

　　患者，女，46 岁。乳癌化疗后 1 月余，纳差 10 余天，加重伴呕吐 2 天为主诉入院。患者 10 年前行"左乳腺癌根治术"，术后化疗一次，化疗前查乙肝五项示 HBcAb（＋），肝、肾功能正常。无肝炎、结核、糖尿病病史。查体：T37.5℃，P92 次 / 分，R20 次 / 分，BP90/60mmHg。慢性病容，全身皮肤轻度黄染，无皮疹、出血点及蜘蛛痣，巩膜黄染，两肺呼吸音清，心律齐，腹软，中上腹压痛，无反跳痛，肝脾不大，无叩击痛，移动性浊音阴性，双下肢无水肿。B超示脂肪肝、胆囊炎。入院后治疗病情未见好转，腹胀、恶心、呕吐，黄染加重，三天后出现扑翼样震颤（＋），呕吐咖啡色物。虽给予积极治疗，但病情持续恶化，最终抢救无效死亡。

思考：
1. 该患者的初步诊断是什么？
2. 在接诊此类患者时，应采取哪些护理措施？

急性肝衰竭（AHF）是由多种原因引起的大量肝细胞坏死及严重的肝功能障碍，在短期内进展为肝性脑病的综合征。判断 AHF 的标准有三个：①迅速发生的肝功能障碍；②迅速发生的肝性脑病；③既往无肝病史。本综合征易发生于年轻人，死亡率高，近年来随着肝移植、人工肝等技术的发展，其存活率明显上升。

一、病因

1. 病毒性肝炎　乙型肝炎病毒是我国急性肝衰竭的最主要原因，其他较常见的还有甲型肝炎病毒、丙型肝炎病毒等。

2. 药物和工业毒物　如利福平、异烟肼、四环素、铅、酒精、四氯化碳、锑、硝基苯等。

3. 代谢病　如铜代谢异常的肝豆状核变性，多发生在婴幼儿。

4. 严重的缺血、缺氧　见于休克、感染、急性循环衰竭、肝血管阻塞等。

二、病情评估

（一）临床表现

1. 全身症状　除原有疾病表现外，还有明显的全身无力、食欲极差、恶心、呕吐、腹胀，病情迅速恶化等表现。

2. 肝功能障碍的典型症状　①黄疸；②凝血功能障碍引起的广泛出血；③肝性脑病（表 7-1）。

表 7-1　肝性脑病临床分期

分期	意识水平	性格智力	神经系统体征	脑电图异常
0 期	正常	正常	无	无
亚临床期	正常	正常	心理测量异常	无
一期	昼睡夜醒、失眠	健忘、兴奋、易怒	扑翼样震颤	三相波（5Hz）
二期	淡漠、反应迟钝	意识障碍、行为异常	共济失调、腱反射亢进	三相波（5Hz）
三期	嗜睡	定向力障碍、幻觉	肌张力增加、巴氏征阳性	三相波（5Hz）
四期	昏迷	无	浅昏迷同三期、深昏迷无反射	δ 波 / 慢波

3. 脑水肿　表现为昏迷程度迅速加深，频繁抽搐，呼吸不规则，瞳孔异常变化，血压升高，视盘水肿等。

4. 肝肾综合征　表现为少尿或无尿、氮质血症、酸中毒、高钾血症等，大多数为可逆的。

5．其他症状　如腹水、呼吸衰竭、心力衰竭、感染等。

（二）辅助检查

1．肝炎病毒检查　大部分急性肝衰竭病人可检出乙型肝炎病毒。

2．肝功能　①转氨酶和胆红素迅速升高，数日内胆红素升至 171μmol/L 或每日上升 17.1μmol/L 以上，当出现"胆酶分离"现象时，提示预后不良；②白蛋白、球蛋白比例倒置；③血氨升高。

知识链接

"胆酶分离"现象是指胆红素在持续上升，转氨酶反而下降，多数情况下提示正常肝细胞的数量已经明显减少，预后不良。

3．血生化　①电解质紊乱：可有低钾、高钾、低钠、低钙、低镁血症；②低血糖：与胰岛素灭活减少，肝糖原分解和糖异生减少等因素有关，空腹血糖可低于 2.22mmol/L；③血胆固醇降低：由于肝细胞脂肪代谢障碍，不能正常合成胆固醇，< 2mmol/L 时提示预后不良。

4．血气分析　早期因通气过度呈呼吸性碱中毒，低钾可致代谢性碱中毒，肝肾综合征时出现低谢性酸中毒。

5．凝血指标　凝血酶原时间延长，凝血酶原活动度降低，血纤维蛋白原减少。

三、治疗与护理

（一）治疗

1．病因治疗　去除明确肝损伤的病因，如药物或毒物中毒，可能会终止肝细胞坏死的发展，对其他病因的控制，也可能会减轻肝本身的压力。

2．纠正代谢紊乱　给予高糖、低脂、适量蛋白质，富含维生素饮食，不能进食的可根据病人的代谢状态给予肠外营养，监测并防治低血糖。维持水、电解质及酸碱平衡。

3．阻止肝细胞坏死，促进肝细胞再生　①肝细胞生长因子可促进肝的修复，100mg 加入 5% 葡萄糖 100ml 中静滴；②前列腺素 E 具有保护肝细胞膜、抑制细胞毒作用，200μg 加入葡萄糖液中静滴；③其他如丹参注射液、654-2 注射液可改善微循环，还原型谷胱甘肽、肝得健等具有改善肝细胞代谢，维持肝细胞生理功能的作用。

4．肝性脑病的处理　减少肠道有毒物质的产生，降低血氨。可采用清洁肠道并应用乳果糖和抗菌药物，如用食醋 30ml 加生理盐水 1000ml 灌肠，洗肠后用 50% 乳果糖 30ml 和新霉素 100mg 加生理盐水 100ml 保留灌肠。也可口服甲硝唑和氨苄西林钠。乳果糖是治疗肝硬化门脉高压性肝性脑病的基础药物，方法是 50% 乳果糖 30 ～ 50ml 口服，每日 3 次，达到每日排 2 次糊状大便。支链氨基酸和乙酰谷氨酰胺有明显的促醒作用。

5．脑水肿的处理　可给予甘露醇或速尿交替应用。

6．预防感染　使用有效的抗生素预防肠道、腹腔、肺部、泌尿系统的感染。

7．透析疗法　通过排出毒物及多余的代谢产物，减轻对机体的影响，为肝细胞再生维持一个相对稳定的内环境。

（二）护理措施

1．严密观察病情　注意病人生命体征的变化，每日记录血压、出入量、意识状态、体温；观察感染情况，及时发现腹腔感染的迹象；密切观察皮肤有无出血点、瘀斑；对性格、行为出现异常者，要警惕肝性脑病的发生；慎用易诱发肝性脑病的药物。

2．一般护理　注意病人休息、睡眠情况，尽可能的避免病人体力的消耗，减低病人肝脏负担；饮食上要保证高糖、低脂、适量的优质蛋白质、高维生素，避免粗糙、坚硬、刺激性的食物。避免增加肝负担及产氨多的食物。

3．皮肤护理　保持病人皮肤的清洁卫生，注意观察水肿部位皮肤，防止受压破损；皮肤瘙痒者，切记不可搔抓。

4．腹水病人的护理　大量腹水者，采取半卧位，使横膈下降，增加肺活量，有利于呼吸；定期测腹围，观察腹水的增减情况；保持低盐饮食，限制入水量；在应用利尿剂时，要观察生化指标，防止电解质失衡。

考点：急性肝衰竭的治疗原则

第五节　多脏器功能障碍综合征

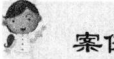

案例

患者，男，46岁。因发热、咽痛3天，烦躁不安伴谵语10小时就诊。3天前咽痛、畏寒、高热，经当地医院对症处理后体温未改善。10小时前因出现烦躁、谵语转入我院。既往体健。查体：T38.9℃，BP90/60mmHg，P141次/分，R37次/分。神志淡漠，烦躁，呼吸急促，口唇发绀，咽部充血，球结膜明显水肿。两肺湿啰音，心音低钝，律齐。辅助检查：血白细胞 $21 \times 10^9/L$，中性粒细胞84%，血气分析：pH7.48，$PaCO_2$27mmHg，$PaO_2$57mmHg。心电图示窦性心动过速，多导联T波压低。

思考：

1．该患者的初步诊断是什么？

2．在接诊此类患者时，应采取哪些护理措施？

多脏器功能障碍综合征（MODS）是指机体遭受严重感染、创伤、休克或大手术后，出现与原发病损无直接关系的序贯或同时发生的多个器官的功能障碍的综合征。MODS在概念上强调的是该综合征发展的全过程，指出脏器衰竭不是一个独立的事件，而是一个连续的、动态的、变化的病理过程的阶段，其发病机制非常复杂。认为MODS不仅与感染、创伤等直接损伤有关，与机体自身对感染、创伤的免疫炎症反应具有更为本质的联系。

一、病因

1．严重感染　感染是MODS的主要病因。如脓毒血症、腹腔脓肿、急性坏死性胰腺炎，其他肠道感染和肺部感染也易引起MODS。

2．休克　特别是创伤后的失血性休克或感染性休克，极易导致组织灌注不良，引起缺血、缺氧发生MODS。

3. 心搏骤停　引起脏器缺血、缺氧，而复苏后又可引起"再灌注"损伤，极易发生MODS。

4. 组织损伤　严重的创伤、大手术后、大面积的深部烧伤等。

二、病情评估

MODS 的诊断包括两个方面：全身炎症反应综合征（SIRS），另一个是两个以上的器官功能障碍。

（一）SIRS 的诊断标准

具备以下两项或两项以上即可诊断 SIRS：①体温 > 38℃ 或 < 36℃；②心率 > 90 次 / 分；③呼吸 > 20 次 / 分或 $PaCO_2$ < 4.3kPa；④血象：白细胞 > 12×10^9/L 或 < 4×10^9/L，或不成熟白细胞 > 10%。

（二）器官功能障碍的诊断标准

国内外对 MODS 尚无一致公认的诊断及严重程度的判断标准，我国在 1995 年制定了"庐山标准"（表 7-2）。

表 7-2　MODS 病情分期诊断及严重程度评分标准（庐山标准节选）

脏器	诊断依据	评分
心	心动过速，体温升高 1℃，心率升高 15 ～ 20 次 / 分，心肌酶正常	1
	心动过速，心肌酶（CPK、GOT、LDH）正常	2
	室性心动过速，心室纤颤，Ⅱ°～Ⅲ°房室传导阻滞，心搏骤停	3
肺	呼吸频率 20 ～ 25 次 / 分；吸空气 PaO_2 ≤ 70mmHg（9.31kPa），但 > 60mmHg（7.98kPa）；PaO_2/FiO_2 ≥ 300mmHg（39.9kPa），P（A-a）DO_2（FiO_2）25 ～ 50mmHg（3.33kPa ～ 6.65kPa）；胸部 X 线片正常（具备 5 项中的 3 项即可确诊）	1
	呼吸频率 > 28 次 / 分；吸空气 PaO_2 ≤ 60mmHg（7.9kPa），但 > 50mmHg（6.6kPa）；$PaCO_2$ < 35mmHg（4.65kPa）；PaO_2/FiO_2 ≤ 300mmHg（39.9kPa），但 > 200mmHg（26.6kPa）；P（A-a）DO_2（FiO_2）> 100mmHg（13.3kPa），但 < 200mmHg（26.6kPa）；胸部 X 线片示肺泡实变 ≤ 1/2 肺野（具备 6 项中的 3 项即可确诊）	2
	呼吸窘迫，呼吸频率 > 28 次 / 分钟；吸空气 PaO_2 ≤ 50mmHg（6.6kPa）；$PaCO_2$ > 45mmHg（5.98kPa）；PaO_2/FiO_2 ≤ 200mmHg（26.6kPa）；P（A-a）DO_2（FiO_2）> 200mmHg（26.6kPa）；胸部 X 线片示肺泡实变 ≥ 1/2 肺野（具备 6 项中的 3 项即可确诊）	3
肾	无血容量不足，尿量 ≌ 40ml/h，尿 Na^+、血肌酐正常	1
	无血容量不足；尿量 < 40ml/h，但 > 20ml/h；利尿剂冲击后尿量可增多；尿 Na^+ 20 ～ 30mmol/L；血肌酐 ≌ 176.8μmol/L（2.0mg/dl）	2
	无血容量不足，无尿或少尿（< 20ml/h 持续 6 小时以上）；利尿剂冲击后尿量不增多；尿 Na^+ > 40mmol/L；血肌酐 > 176.8μmol/L（2.0mg/dl）。非少尿型肾衰者：尿量 > 600ml/24h，但血肌酐 > 176.8μmol/L（2.0mg/dl），尿比重 ≤ 1.012	3
肝	SGPT > 正常值 2 倍以上；血清总胆红素 > 17.1μmol/L（1.0mg/dl），< 34.2μmol/L（2.0mg/dl）	1
	SGPT > 正常值 2 倍以上；血清总胆红素 > 34.2μmol/L（2.0mg/dl）	2
	肝性脑病	3
胃肠	腹部胀气；肠鸣音减弱	1
	高度腹部胀气；肠鸣音近于消失	2
	麻痹性肠梗阻；应激性溃疡出血（具备两项中一项者即可确诊）	3

续表

脏器	诊断依据	评分
脑	兴奋及嗜睡，语言呼唤能睁眼，能交谈，有定向障碍，听从指令	1
	疼痛刺激能睁眼，不能交谈，语无伦次，疼痛刺激有屈伸或伸展反应	2
	对语言无反应，对疼痛刺激无反应	3

三、治疗与护理

（一）治疗

1. 积极治疗原发病　治疗原发病，避免和消除各种诱发因素，是治疗的关键。例如对严重的感染，应彻底清除感染灶，根据细菌培养和药敏结果选择有效的抗生素进行抗感染治疗；对休克病人及早的进行复苏，尽快的恢复机体的血供、氧供；对大面积烧伤、创伤均应及早的处理，以减轻炎症反应失控所造成的伤害。

2. 早期复苏　尽可能早的复苏，避免缺血时间太长出现不可逆损伤，有条件的，可在血流动力学的监测下进行复苏，通常以中心静脉压（CVP）不超过 18cm H_2O 为宜。心源性休克要限制液体，并合理使用强心剂和血管扩张剂；低血容量和感染性休克都是由于有效血容量不足造成，治疗以扩容为主，如果补足血容量后血压仍低，可考虑应用血管收缩药，感染性休克用去甲肾上腺素效果较好。

3. 清除炎症介质　普遍认为在各种严重发病因素的刺激下，机体产生大量的炎症介质，这些炎症介质参与了机体炎症反应失控的过程。如果这一发病机制属实，清除炎症介质就为治疗提供了一个途径。现在应用较多的有己酮可可碱、维生素 C、维生素 E、白三烯抑制剂、补体抑制剂等，通过血液透析或连续肾替代治疗也可有效地清除炎性介质。

4. 预防感染　注意以下几个方面：①减少侵入性诊疗操作，特别是有创性操作增加了危重病人的感染机会；②加强病房管理，是降低医院感染发生率的重要措施；③改善病人的免疫功能，包括禁止滥用皮质激素和免疫抑制剂，适当使用免疫增强剂；④合理使用抗生素，尽可能地做细菌培养和药敏试验，并根据结果选用抗生素；⑤外科处理，早期清创是预防感染的最关键措施；⑥选择性消化道去污染，控制肠道这一人体最大的细菌库，已在一定程度上取得了确定效果。

5. 尽早进行胃肠道进食　胃肠道进食不仅有益全身营养，而且也是保护黏膜屏障的重要措施。有研究认为在伤后 24～48 小时内开始进食，可减少创伤后感染的发生率。

6. 中医中药　我国中医学者在 MODS 诊治上有了比较深入的探索，通过运用中医药理论进行"活血化瘀、清热解毒、扶正养阴等"等治疗，已取得良好的临床效果。

7. 脏器的功能支持　详见有关章节。

（二）护理措施

1. 严密观察病情　注意观察体温、脉搏、呼吸、血压以及意识状态，以及心电图、漂浮导管等监护设备显示的各项指标的变化。

2. 一般护理　详细了解病人的既往史、用药史及诊疗效果，了解目前的全身情况，如意识状态、休息、睡眠、饮食、大小便以及感染、创伤、脱水等情况，对病人做出全面的评估，以便于预见性的采取措施，防止脏器衰竭的发生。

3. 心理护理　与患者及家属建立良好的关系，运用良好的沟通技巧对病人及家属进行心理沟通与疏导，帮助病人了解病情，在心理上树立战胜疾病的信心，以便于更好地配合治疗，促进疾病的康复。

4. 脏器衰竭病人的护理，包括对各种导管的监测与维护等。

考点：多脏器功能障碍综合征的治疗原则

小结	本章主要介绍了症状典型，对人体生理状态产生重大影响，甚至危及生命的脏器衰竭：急性心力衰竭、急性呼吸衰竭、急性肾衰竭、急性肝衰竭以及多脏器衰竭。脏器衰竭还包括胃肠功能、脑功能、凝血功能、代谢功能以及外周循环状态的衰竭等。 　　脏器衰竭病人的护理，最重要的是严密观察病情，观察病人的生命体征，观察各监护设备的指标变化，通过观察到的信息来判断脏器功能的状态，了解治疗与护理的效果，指导下一步的治疗与护理。在脏器衰竭病人的诊断、治疗、护理过程中，会接触现代化的监护与治疗设备，如各种监护仪、漂浮导管、连续性肾替代治疗等，这就要求医护人员要不断地加强学习，与时俱进，达到更好的治疗与护理水准。

（赵安飞）

第八章 急性中毒病人的救护

学习目标	1. 熟记急性中毒的急救原则及护理。 2. 描述有机磷杀虫药中毒、镇静催眠药中毒、一氧化碳中毒、急性酒精中毒的临床表现、急救措施。 3. 知道各种急性中毒的发生机制与护理要点。

第一节 概　述

某些物质接触或进入人体后，在一定条件下会损害组织、器官的正常生理功能使之发生严重障碍，出现一系列症状和体征，称为中毒。引起中毒的外来物质称为毒物。根据来源和用途的不同，将毒物分为工业性毒物、药物、农药和有毒动、植物。

中毒可分为急性和慢性两大类，主要由接触毒物的毒性、剂量和时间决定。毒物的毒性较剧或大量毒物短时间内经皮肤、黏膜、呼吸道、消化道等途径进入人体，迅速引起症状甚至危及生命者称为急性中毒。毒物少量、持续地进入人体，蓄积到一定量时所引起的中毒称为慢性中毒。

一、病因

（一）生活性中毒

在日常生活接触过程中引起的中毒称为生活性中毒。如误食、意外接触有毒物质、用药过量、自杀或谋害等。

（二）职业性中毒

在生产过程中，接触有毒的原料、中间产物或成品，如果不注意劳动防护，可发生中毒。在有毒物质保管、运输及使用过程中，如不遵守安全防护制度，也会发生中毒。职业性中毒的毒物主要以粉尘、气体、烟雾等形态由呼吸道吸入。

二、毒物在体内的代谢过程

（一）毒物进入人体的途径

1. **消化道**　很多毒物经消化道途径进入人体，如有机磷农药、毒蕈、乙醇、河豚鱼、安眠药等。胃和小肠是消化道吸收的主要部位。

2. **呼吸道**　气态、烟雾态和气溶胶态的毒物大多经呼吸道进入人体，直接进入血液循环，作用于各组织器官，如一氧化碳、硫化氢、砷化氢等。这是毒物进入人体最方便、最迅速，也是毒性作用发挥最快的一种途径。

3. **皮肤黏膜**　一般情况下，经皮肤吸收的毒物很少，且吸收速度也很慢。但以下几种情况，毒物可经皮肤吸收。

（1）脂溶性毒物，如有机磷、苯类，可穿透皮肤的脂质层吸收。

（2）腐蚀性毒物，如强酸、强碱，可造成皮肤直接损伤。

（3）局部皮肤有损伤时，不能经完整皮肤吸收的毒物，也会大量吸收。

（4）环境高温、高湿、皮肤多汗等情况下，也会增加皮肤对毒物的吸收。

（二）毒物的代谢和排出

毒物吸收入血后，主要在肝经过氧化、还原、水解、结合等作用进行代谢，大多数毒物经代谢后毒性降低，但也有少数毒物在代谢后毒性反而增强，如对硫磷（1605）氧化成对氧磷，其毒性可增加数百倍。毒物主要经肾从尿中排出，其次是经消化道排出，挥发性毒物可经呼吸道排出，少数毒物经汗腺、唾液腺、乳腺排出。

三、中毒机制

1. 局部刺激、腐蚀作用　强酸、强碱可吸收组织中的水分，并与蛋白质或脂肪结合，使细胞变性、坏死。

2. 缺氧　刺激性气体可引起肺炎或肺水肿，妨碍肺泡内的气体交换引起缺氧。窒息性气体如一氧化碳、硫化氢、氰化物等可阻碍氧的吸收、转运或利用。

3. 麻醉作用　有机溶剂和吸入性麻醉剂有强嗜脂性，可通过血脑屏障，进入脑内而抑制脑功能。

4. 抑制酶的活力　很多毒物或其代谢产物通过抑制酶的活力而产生毒性作用，如有机磷杀虫药抑制胆碱酯酶、氰化物可抑制细胞色素氧化酶、重金属抑制含巯基酶等。

5. 干扰细胞膜或细胞器的生理功能　四氯化碳在体内经代谢产生三氯甲烷自由基，自由基作用于肝细胞膜中的不饱和脂肪酸，产生脂质过氧化，导致线粒体和内质网变性，肝细胞死亡。

6. 竞争受体　如阿托品过量可阻断毒蕈碱受体产生毒性作用。

四、病情评估

（一）毒物接触史

采集中毒病史是诊断急性中毒的首要环节，可向患者、家属、同事、亲友或现场目击者了解情况。详细询问中毒的毒物种类、进入途径、中毒时间、毒物剂量、中毒后的症状、治疗经过及既往健康状况等。对不明原因的中毒询问时应注意：

1. 疑为职业性中毒者，应详细询问职业史，包括工种、工龄、接触毒物种类、时间、环境条件及防护措施及有无其他同伴发病等。

2. 疑为食物中毒者，应询问进餐种类、进餐时间和同时进餐者有无同样症状，并注意搜集剩余食物、呕吐物或胃内食物送检。

3. 疑为服毒者，应询问发病前的精神状况及现场遗留物品。例如身边有无药瓶、药袋、家中药物有无缺少等，并询问服药时间和剂量。

4. 疑为吸入性中毒者，应了解室内有无特殊气味，以及炉火、烟囱、煤气等。

（二）临床表现

各种中毒的症状和体征取决于毒物的毒理作用、进入机体的途径、剂量和机体的反应性。

1. 皮肤黏膜症状　①皮肤灼伤：见于强酸、强碱等引起的腐蚀性损害，如硫酸灼伤呈黑色，硝酸呈黄色，过氧乙酸呈无色等；②发绀：如亚硝酸盐、磺胺、非那西丁、麻醉药等中毒；③樱桃红色：见于一氧化碳、氰化物中毒；④大汗：常见于有机磷中毒。

2. 眼部症状 ①瞳孔缩小：见于有机磷、毒扁豆碱、吗啡等中毒；②瞳孔扩大：见于阿托品、毒蕈、曼陀罗等中毒；③视力障碍：见于甲醇、有机磷、苯丙胺等中毒。

3. 呼吸系统症状 ①刺激症状：各种刺激性及腐蚀性气体，如强酸雾、甲醛溶液等，可直接引起呼吸道黏膜严重刺激症状，表现为咳嗽、胸痛、呼吸困难，重者可出现严重发绀、呼吸急促、呼吸困难甚至呼吸衰竭等；②呼吸气味：有机磷杀虫药中毒有大蒜味，氰化物中毒有苦杏仁味；③呼吸频率节律异常：亚硝酸盐、一氧化碳中毒致呼吸加快；安眠药、吗啡中毒出现呼吸减慢。

4. 循环系统症状 ①心律失常：见于洋地黄、阿托品等中毒；②休克：如奎宁、奎尼丁等可引起血管源性休克，青霉素可引起过敏性休克；③心搏骤停、中毒性心肌病变：见于洋地黄、奎尼丁、锑剂、河豚鱼等中毒。

5. 消化系统症状 ①口腔炎：腐蚀性毒物如汞蒸气、有机汞化合物等可引起口腔黏膜糜烂、齿龈肿胀和出血等；②几乎所有毒物均可引起呕吐、腹泻等急性胃肠炎表现，重者可致胃肠穿孔及出血坏死性小肠炎；③呕吐物的颜色和气味：如高锰酸钾呈红或紫色，硫酸或硝酸呈黑或咖啡色，有机磷中毒有大蒜味等；④肝受损：毒蕈、四氯化碳、某些抗癌药等可损害肝引起黄疸、转氨酶升高、腹水等肝功能障碍表现。

6. 神经系统症状 ①中毒性脑病：如有机磷杀虫药通过直接作用于中枢神经系统，引起各种神经系统症状及脑实质的损害。一氧化碳引起的缺氧也可间接导致脑部症状，如程度不等的意识障碍、抽搐、精神症状，严重者出现颅内压增高症候群。②中毒性周围神经病：如铅中毒致脑神经麻痹，砷中毒致多发性神经炎。

7. 泌尿系统症状 ①肾小管坏死：见于汞、四氯化碳、氨基苷类抗生素、毒蕈等中毒；②肾缺血：引起休克的毒物可致肾缺血；③肾小管堵塞：砷化氢中毒可引起血管内溶血，游离血红蛋白由尿排出时可堵塞肾小管；磺胺结晶也可堵塞肾小管，最终均可导致急性肾衰竭，出现少尿甚至无尿。

8. 血液系统症状 ①溶血性贫血：见于砷化氢、苯胺、硝基苯等中毒；②白细胞减少和再生障碍性贫血：见于氯霉素、抗肿瘤药、苯等中毒；③出血：阿司匹林、氯霉素、氢氯噻嗪、抗肿瘤药物中毒可引起血小板量和质的异常；肝素、双香豆素、水杨酸类、蛇毒等中毒可导致血液凝固障碍。

9. 发热 见于抗胆碱药、二硝基酚、棉酚等中毒。

10. 危重病例的判定 急性中毒伴有下列任何一种临床表现时，均应看作危重病例：①深度昏迷；②高血压或血压偏低；③高热或体温过低；④呼吸衰竭；⑤肺水肿；⑥吸入性肺炎；⑦心律失常；⑧少尿或肾衰竭；⑨癫痫发作；⑩肝衰竭。

（三）辅助检查

1. 毒物检测 最可靠，有助于确定中毒物质和估计中毒的严重程度。应采集病人的血、尿、粪、呕吐物、剩余食物，首次抽吸的胃内容物、遗留毒物、药物和容器等送检。检验标本尽量不放防腐剂，并尽早送检。

2. 其他检查 包括血液学检测（如酶活性测定、碳氧血红蛋白、高铁血红蛋白测定）、血气分析、心电图等检查。有助于鉴别诊断和判断病情轻重程度。

五、救治原则

急性中毒的特点是发病急骤、进展迅速，且病情多变。因此，医护人员必须争分夺秒地进行有效救治。

（一）立即终止接触毒物

1. 迅速脱离有毒环境　对吸入性中毒者，应迅速将病人抬到室外，并解开衣扣。对接触性中毒者，立即移离中毒现场，除去污染衣物，用大量清水冲洗。

2. 维持基本生命体征　心搏骤停者应立即予以心肺复苏，条件许可时尽早采用气管插管、给氧和呼吸机治疗。呼吸道梗阻者应立即清理呼吸道，解除梗阻。并迅速建立静脉通道，以保证各项治疗进行。

（二）清除尚未吸收的毒物

1. 吸入性中毒　将病人搬离染毒区后，搬至上风或侧风方向，使其呼吸新鲜空气。保持呼吸道通畅，及时清除呼吸道分泌物，防止舌后坠。及早吸氧，必要时可使用呼吸机或高压氧治疗。

2. 接触性中毒

（1）皮肤染毒：立即除去被污染的衣物，然后用大量清水或肥皂水冲洗体表，包括毛发、指甲、皮肤皱褶处。清洗时切忌用热水或用少量水擦洗，因可促进局部血液循环，导致毒物的快速吸收。皮肤接触腐蚀性毒物时，冲洗时间应达到 15 ~ 30 min。并可选择相应的中和剂或解毒剂冲洗（表 8-1）。

（2）眼部染毒：眼部接触到毒物时，不可用中和性的溶液冲洗，以免发生化学反应造成角膜、结膜的损伤。应采用清水或等渗盐水大量冲洗。

（3）伤口染毒：应在伤口上方结扎止血带，再彻底清洗、清创伤口。

表 8-1　常见毒物的皮肤清洁剂

毒物种类	皮肤清洁剂
酸性（有机磷、挥发性油剂、甲醛、强酸等）	5% 碳酸氢钠或肥皂水
碱液（氨水、氢氧化钠）	3% ~ 5% 硼酸、醋酸、食醋
苯类、香蕉水	10% 酒精
无机磷（磷化锌、黄磷）	1% 碳酸钠

3. 食入性中毒　常用催吐、洗胃、导泻、灌肠和使用吸附剂等方法清除胃肠道尚未吸收的毒物，应尽早进行。

（1）催吐：神志清醒合作的病人，只要胃内尚有毒物，均应做催吐处理，这是排出胃内毒物最简单、最有效的方法。如出现以下情况，禁忌催吐：①昏迷、惊厥状态；②腐蚀性毒物中毒；③原有食管胃底静脉曲张、主动脉瘤、消化性溃疡病者；④年老体弱、妊娠、高血压、冠心病、休克者。催吐时可用压舌板、匙柄或手指等刺激咽弓及咽后壁，诱发呕吐。如此反复进行，直至吐出的液体变清为止。

（2）洗胃：服毒后 6 小时内洗胃效果最好，对于饱餐、服毒量大或减慢胃排空的毒物，超过 6 小时以上仍需洗胃。腐蚀性毒物中毒者，正在抽搐、大量呕血者，原有食管静脉曲张或上消化道大出血病史者禁止洗胃。对吞服腐蚀性毒物者，可用牛奶、蛋清、米汤、植物油等保护胃肠黏膜。洗胃液温度应控制在 35℃ 左右。每次灌洗量为 300 ~ 500ml。洗胃过程中应密切观察，防止误吸，有出血、窒息、抽搐及胃管堵塞者，应立即停止洗胃。常用洗胃液及其适应证（表8-2）。

表8-2 常用洗胃液及其适应证

洗胃液	适应证	注意点
清水或生理盐水	砷、硝酸银、溴化物及不明原因的中毒	儿童宜用生理盐水
1：5000 高锰酸钾	安眠药、氰化物、砷化物、无机磷	1605 中毒禁用
2% 碳酸氢钠	有机磷杀虫药、苯、汞、香蕉水	敌百虫及强酸禁用
0.3% 过氧化氢溶液	阿片类、氰化物、高锰酸钾	
鸡蛋清、牛奶	腐蚀性毒物、硫酸铜	
5%～10% 硫代硫酸钠	碘、汞、砷	
10% 活性炭	河豚毒、生物碱	
0.3% 氧化镁	阿司匹林、草酸	
1%～3% 鞣酸	吗啡类、洋地黄、阿托品、毒蕈	

（3）导泻：洗胃后，拔胃管前可由胃管注入泻药以清除进入肠道内的毒物。常用25%硫酸钠 30～60ml 或 50% 硫酸镁 40～80ml。一般不用油类泻药，以免促进脂溶性毒物的吸收。严重脱水及口服腐蚀性毒物的病人禁止导泻。

（4）灌肠：除腐蚀性毒物中毒外，适用于口服中毒超过 6 小时以上、导泻无效者及抑制肠蠕动的毒物（如巴比妥类、颠茄类、阿片类）中毒。灌肠方法包括温盐水、清水或 1% 肥皂水连续多次灌肠，以达到最有效清除肠道毒物的目的。

（5）合理应用吸附剂：吸附剂是一类可吸附毒物以减少毒物吸收的物质，其主要作用为氧化、中和或沉淀毒物。常用活性炭 20～30g 加入 200ml 温水和万能解毒剂中(活性炭 2 份、鞣酸 1 份、氧化镁 1 份，即 2：1：1)，洗胃后口服或经胃管注入。

（三）促进已吸收毒物的排出

1．利尿排毒 大多数毒物由肾排出，利尿能加速毒物的排出。可用下列方法：①大剂量快速输入液体，速度约为 200～400ml/h，以 5% 葡萄糖盐水及 5% 葡萄糖液为宜；②使用利尿剂，如呋塞米或 20% 甘露醇；③碱化尿液，静脉输入 5% 碳酸氢钠使尿液碱化，促进酸性毒物（如苯巴比妥和水杨酸类）的排出。利尿时应注意维持水、电解质、酸碱平衡,对于心、肾功能不全、低钾者禁用利尿方法。

2．吸氧 吸氧可加速毒气排出。如一氧化碳中毒时，吸氧可促进碳氧血红蛋白解离，加速一氧化碳排出。高压氧是治疗一氧化碳中毒的特效疗法。

3．血液净化 常用方法有血液透析、血液灌注和血浆置换。

（1）血液透析：适用于中毒量大、血中浓度高、常规治疗无效，且伴有肾功能不全及呼吸抑制者，如巴比妥类、镇静催眠药、海洛因等药物中毒。中毒 12 小时内透析效果最好，如时间过长，毒物与血浆蛋白结合后则不易获效。

（2）血液灌流：使血液流过装有活性炭或树脂的灌流柱，毒物被吸附后，血液再输回病人体内。此法能吸附脂溶性或与蛋白质结合的化合物（如有机磷、有机氯、巴比妥类、镇静催眠药等），是目前常用的中毒抢救措施。但是血液的正常成分如血小板、白细胞、凝血因子、葡萄糖、钙离子也能被吸附排出，因此使用时需要认真监测并进行必要的补充。

（3）血浆置换：将患者的血液引入特制的血浆交换装置，把分离出的血浆弃去并补充相应的正常血浆或代用液，借以清除病人血浆中的有害物质，减轻脏器的损害。生物毒如蛇毒、蕈中毒及砷中毒等溶血性毒物中毒，使用本法疗效较好。但其操作复杂，代价较高。

（四）特效解毒剂的应用

当毒物进入人体后，除了尽快排除毒物外，还必须用相应的解毒剂进行解毒，大多数毒物无特效解毒剂，仅有少数毒物能利用相应药物达到解毒作用。常见的急性中毒及其特效解毒剂如下。①重金属中毒：依地酸钙钠用于铅中毒治疗。②高铁血红蛋白血症：小剂量亚甲蓝（美蓝）可使高铁血红蛋白还原为正常血红蛋白，用于亚硝酸盐、苯胺、硝基苯等中毒引起的高铁血红蛋白血症。用法为 1% 亚甲蓝 5 ～ 10ml（1 ～ 2mg/kg）稀释后静脉注射。大剂量亚甲蓝（10mg/kg）效果相反，可产生高铁血红蛋白血症，适用于治疗氰化物中毒。③有机磷杀虫药中毒：应用阿托品、碘解磷定、氯解磷定、双复磷等。④中枢神经抑制剂：纳洛酮是阿片类麻醉药的解毒药，对麻醉镇痛药引起的呼吸抑制有特异的拮抗作用；氟马西尼是苯二氮䓬类的拮抗药。

（五）对症及支持治疗

许多急性中毒至今无特效的治疗方法和药物，对症支持治疗乃是抢救成功的关键，同时要采取积极措施防治并发症。主要包括吸氧、纠正水、电解质及酸碱失衡、抗感染、抗休克等。还应注意补充营养及维生素。

（六）心理护理

护士应了解病人中毒的原因，细致评估病人的心理状况，根据不同的心理特点予以心理疏导，以诚恳的态度为病人提供情感上的支持，并认真做好家属的思想工作，使患者更好的配合治疗，早日康复。对服毒自杀者，要做好病人的心理疏导，防止病人再次自杀。

考点：急性中毒的救治原则

第二节　急性有机磷杀虫药中毒病人的救护

案例

患者，女，36 岁，农民，因 5 小时前与家人吵架自服农药"马拉硫磷、克虫霸"各约 250ml 入院。查体：T35.8℃，P150 次 / 分，R18 次 / 分，BP120/80mmHg。神清，烦躁，双侧瞳孔缩小，对光反射存在，口腔内有浓重大蒜味，流涎，大汗淋漓，双下肺闻及湿啰音。心率 150 次 / 分，心律规整，各瓣膜区未闻及杂音。腹平软，肠鸣音亢进。

思考：

1. 此病人的初步诊断是什么？

2. 为进一步了解病情应做哪项辅助检查最为重要？

3. 病人的救治与护理措施有哪些？

有机磷杀虫药属有机磷酸酯或硫代磷酸酯类化合物，对保证农业高产和丰收起到很大作用，但其对人畜均有毒性。有机磷杀虫药多呈油状或结晶状，稍有挥发性，且有蒜味。除敌百虫外，一般难溶于水，在碱性条件下易分解失效。

一、病因及中毒机制

（一）病因

1. 生产及使用过程不当　在生产、包装、保管、运输、销售、配制、喷洒有机磷杀虫药的过程中，如果忽视防护，使用不慎，或进入刚喷药的农田作业，均可由皮肤及呼吸道吸收中毒。

2. 生活性中毒　服毒自杀、误服农药或摄入被农药污染的水、食物、水果、蔬菜等，可经胃肠道吸收而中毒。使用有机磷杀虫药杀蚊虫、治疗皮肤病或内服驱虫药应用不当时，可由皮肤沾染、呼吸道吸入及消化道吸收而发生中毒。

（二）中毒机制

有机磷杀虫药的中毒机制主要是抑制体内胆碱酯酶的活性。正常情况下，胆碱能神经兴奋所释放的递质——乙酰胆碱被胆碱酯酶水解为乙酸及胆碱而失去活性。有机磷杀虫药进入人体后与体内胆碱酯酶迅速结合形成磷酰化胆碱酯酶，后者比较稳定，且无分解乙酰胆碱能力，从而使乙酰胆碱积聚，引起胆碱能神经先兴奋后抑制的一系列症状，严重者可昏迷，甚至因呼吸衰竭而死亡。

二、病情评估

（一）毒物接触史

生产性中毒接触史比较明确。非生产性中毒有的为误服、故意吞服，有的为间接接触摄入。应注意询问陪伴人员有机磷杀虫药的种类、服毒量、服毒时间，有无呕吐及呕吐物气味，病人近来情绪、生活及工作情况等。

（二）临床表现

急性中毒发病时间与毒物种类、剂量和侵入途径密切相关。经皮肤吸收中毒，一般在接触 $2 \sim 6$ 小时内发病；呼吸道吸入或口服中毒后 10 分钟至 2 小时内出现恶心、呕吐、腹痛、视物模糊、呼吸困难等症状。一旦中毒症状出现后，病情发展迅速。主要表现为以下几方面症状。

1. 毒蕈碱样症状　又称 M 样症状，出现最早，主要是副交感神经末梢兴奋所致的平滑肌痉挛和腺体分泌增加。症状表现为恶心、呕吐、腹痛、多汗，尚有流泪、流汗、流涕、流涎、腹泻、尿频、大小便失禁、心跳减慢、瞳孔缩小、视物模糊。可有支气管痉挛和呼吸道分泌物增加、咳嗽、呼吸困难，严重者出现肺水肿。

2. 烟碱样症状　又称 N 样症状，乙酰胆碱在横纹肌神经肌肉接头处过度蓄积和刺激，使面部、眼睑、舌、四肢及全身横纹肌发生肌纤维颤动，甚至全身肌肉发生强直性痉挛。患者表现为肌束颤动、牙关紧闭、抽搐、惊厥、全身紧束压迫感，四肢出现不规则颤动，而后发生肌力减退和瘫痪，呼吸肌麻痹可引起周围性呼吸衰竭。

3. 中枢神经系统症状　中枢神经系统受乙酰胆碱刺激后有头晕、头痛、疲乏、共济失调、烦躁不安、谵妄、抽搐和昏迷，呼吸抑制甚至呼吸停止等表现。

（三）特殊表现

1. 中毒后"反跳"　某些有机磷杀虫药，如乐果和马拉硫磷口服中毒，经急救后临床症状好转，可在数日至1周后突然急剧恶化，重新出现有机磷急性中毒的症状，甚至发生肺水肿或突然死亡，此为中毒后"反跳"现象。这与残留在皮肤、毛发和胃肠道的有机磷杀虫药重新吸收或解毒药停用过早有关。

2. 中间型综合征　少数病例在急性症状缓解后和迟发性神经病变发生前，约在急性中毒后1～4天突然发生以呼吸肌麻痹为主的症状群，如肢体近端肌肉、脑神经支配的肌肉以及呼吸肌麻痹，若不及时救治可迅速导致死亡，称为"中间型综合征"。其发病机制与胆碱酯酶长期受抑制，影响神经肌肉接头处突触后功能有关。

3. 迟发性多发性神经病　个别急性中毒病人在重度中毒症状消失后2～3周可发生迟发性神经损害，出现感觉、运动型多发性神经病变表现，主要累及肢体末端，且可发生下肢瘫痪、四肢肌肉萎缩等，称为迟发性多发性神经病。目前认为这种病变可能是由于有机磷杀虫药抑制神经靶酯酶并使其老化所致。

（四）辅助检查

1. 全血胆碱酯酶活力（CHE）测定　是诊断有机磷杀虫药中毒的特异性实验指标，对中毒程度、疗效判断和预后估计均极为重要。以正常人血胆碱酯酶活力值作为100%，急性有机磷杀虫药中毒时，CHE降至正常人均值70%以下即有意义。

2. 毒物检测　将呕吐物、首次洗胃液、血、尿、粪便等送检，有助于有机磷杀虫药中毒的诊断。

3. 常规检查　血、尿、便常规，血糖，血电解质，肝功能，肾功能，血气分析，心电图，胸部X线等。

（五）病情判断

1. 轻度中毒　以毒蕈碱样症状为主，血胆碱酯酶活力为50%～70%。

2. 中度中毒　出现典型毒蕈碱样症状和烟碱样症状，血胆碱酯酶活力为30%～50%。

3. 重度中毒　除毒蕈碱样症状和烟碱样症状外，出现中枢神经系统受累和呼吸衰竭表现，少数病人有脑水肿，血胆碱酯酶活力<30%。

考点：急性有机磷杀虫药中毒的临床表现

三、急救措施

（一）急救原则

1. 迅速清除毒物　立即使病人脱离中毒现场，脱去污染衣物。用生理盐水或肥皂水彻底清洗污染的皮肤、毛发、外耳道、手部（先剪去指甲），然后用微温水冲洗干净，不能用热水洗，以免增加吸收。眼部污染时，除敌百虫污染必须用清水冲洗外，其他均可先用2%碳酸氢钠液冲洗，再用生理盐水彻底冲洗，至少持续10分钟，洗后滴入1%阿托品1～2滴。口服中毒者用清水、2%碳酸氢钠溶液或1：5000高锰酸钾溶液（对硫磷忌用）反复洗胃，直至洗清为止，然后用硫酸钠导泻。

2．解毒剂的应用　应用原则为早期、足量、联合、重复用药。

（1）阿托品：抗胆碱药，为解救中毒的关键性药物，能阻断乙酰胆碱对副交感神经和中枢神经的 M 受体作用，解除平滑肌痉挛，抑制腺体分泌，防止肺水肿，消除毒蕈碱样症状；兴奋呼吸中枢，消除或减轻中枢神经系统症状。对烟碱样症状和恢复胆碱酯酶活力无作用。阿托品使用原则为早期、足量、反复给药。阿托品使用剂量可以根据病情而定，每 10 ～ 30 分钟或 1 ～ 2 小时给药一次，直至症状明显好转或病人出现"阿托品化"表现。轻度中毒者 1 ～ 2mg 皮下注射或肌注，1 ～ 4 小时重复；中度中毒者 3 ～ 5mg 肌注或静注，之后每 30 分钟给药 1 次；重度中毒者 5 ～ 10mg 静注，5 ～ 10 分钟给药 1 次，达到阿托品化后，根据病情调整给药间隔时间，也可用静滴维持药量。如症状、体征基本消退，可减量观察 12 小时，如病情无反复，可停药。阿托品化的表现包括：①瞳孔较前扩大；②颜面潮红；③皮肤干燥、腺体分泌物减少、无汗、口干、肺部啰音减少；④心率增快。达阿托品化后，需予以维持治疗，以免出现中毒表现的反复。轻度中毒可单用阿托品，中重度中毒时合并应用胆碱酯酶复能剂，合并用药有协同作用，阿托品剂量应适当减少。

（2）长效托宁（盐酸戊乙奎醚）：抗胆碱药，有较强的中枢和外周抗胆碱作用，使用简便、安全、长效，疗效确实。作用时间长及毒副作用小，与胆碱酯酶复能剂合用，对重度中毒病人有显著效果。

（3）胆碱酯酶复能剂：常用药物有碘解磷定、氯解磷定、双复磷和双解磷等，能使被抑制的胆碱酯酶恢复活性。胆碱酯酶复能剂对解除烟碱样作用明显，但对毒蕈碱样症状作用较差，也不能对抗呼吸中枢的抑制，所以复能剂与阿托品合用，可取得协同效果。被抑制的胆碱酯酶在数小时至 2 ～ 3 天内变为不可逆性，即"老化酶"，最后被破坏。复能剂对"老化酶"无效，故需早期、足量应用。氯磷定用法：轻度中毒，0.25 ～ 0.5g 肌注，必要时 2 小时重复；中度中毒 0.75 ～ 1g 肌注或静注，半小时后可重复；重度中毒 1.5 ～ 2.0g 静注，之后 0.5 ～ 1.0g，每 1 ～ 4 小时给药 1 次，静注或静滴。解磷定 1.53g ＝氯磷定 1.0g。

有机磷杀虫药中毒的治疗最理想的是胆碱酯酶复能剂与阿托品二药合用。轻度中毒可单独使用阿托品；中重度中毒两种解毒药合用时，阿托品的剂量应减少，以免发生阿托品中毒。

（4）解磷注射液：为含有抗胆碱剂和复能剂的复方注射液。适用于现场急救，对毒蕈碱样、烟碱样和中枢神经系统症状均有较好的对抗作用，对中毒的胆碱酯酶也有较好的复活作用，起效快，作用时间较长，目前临床上已广泛使用。

3．对症治疗　有机磷杀虫药中毒主要致死原因有肺水肿、呼吸肌麻痹、呼吸衰竭、心肌损害及心搏骤停等。因此应加强对重要脏器的监护，及早发现病情变化并及时处理。注意保持呼吸道通畅，正确给氧及应用呼吸机辅助、控制呼吸；脑水肿用脱水剂和糖皮质激素、冬眠疗法等；休克用升压药；危重患者可用输血疗法。

（二）护理要点

1．病情观察

（1）生命体征：呼吸困难较常见，在抢救过程中应严密观察病人的呼吸、血压、脉搏、体温，即使在"阿托品化"后亦不应忽视。

（2）神志、瞳孔变化：瞳孔缩小为有机磷杀虫药中毒病人的特征之一。严密观察神志、瞳孔的变化，有助于准确判断病情。

（3）密切观察防止"反跳"与猝死的发生：反跳和猝死一般发生在中毒后 2～7 天，反跳的先兆症状有胸闷、流涎、出汗、言语不清、吞咽困难等，若出现上述症状，应迅速通知医师进行处理，立即静脉补充阿托品，再次迅速达阿托品化。

2. 维持有效通气功能　及时有效地清除呼吸道分泌物、气管插管和气管切开的正确维护、机械通气的正确应用等都能达到维持病人有效通气的目的。

3. 用药护理

（1）应用阿托品的观察与护理：①阿托品不能作为预防用药；②阿托品兴奋心脏作用很强，中毒时可导致室颤，故应充分吸氧，使血氧饱和度保持在正常水平；③及时纠正酸中毒，因胆碱酯酶在酸性环境中作用减弱；④大量使用低浓度阿托品输液时可发生血液低渗，导致"阿托品化"和阿托品中毒的剂量接近，后者可引起抽搐、昏迷等。因此使用过程中应严密观察，注意区别"阿托品化"与阿托品中毒（表 8-3）。一旦出现阿托品中毒表现，应及时停用阿托品，进行观察。必要时大量补液，或者用毛果芸香碱进行拮抗。

表 8-3　阿托品化与阿托品中毒的主要区别

	阿托品化	阿托品中毒
神经系统	意识清楚或模糊	谵妄、躁动，幻觉、抽搐、昏迷
皮肤	颜面潮红、干燥	紫红、干燥
瞳孔	由小扩大后不再缩小	极度散大
体温	正常或轻度升高	高热 > 40℃
心率	≤ 120 次 / 分，脉搏快而有力	心动过速，甚至有室颤发生

（2）应用胆碱酯酶复能剂的观察与护理：①早期用药，洗胃同时应用特效解毒剂，首次应足量给药。②中度以上中毒必须复能剂与阿托品并用。两种解毒药合用时，阿托品的剂量应减少，以免发生阿托品中毒。③复能剂如应用过量、注射太快或未经稀释，均可产生中毒，抑制胆碱酯酶，发生呼吸抑制。用药时应稀释后缓慢静推或静滴。若发生呼吸抑制，应立即停药，用大量维生素 C 及快速补液来解毒及排泄，施行人工呼吸或气管插管加压给氧。④复能剂在碱性溶液中不稳定，易水解成剧毒的氰化物，故禁与碱性药物配伍使用。⑤碘解磷定药液刺激性强，漏于皮下可引起剧痛及麻木感，确定针头在血管内方可注射给药，不宜肌注用药。

4. 心理护理　了解病人中毒的原因，根据不同的心理特点予以心理疏导，以诚恳的态度为病人提供情感上的支持，并认真做好家属的思想工作。

考点：急性有机磷杀虫药中毒的救治原则

四、健康指导

1. 加强防毒宣传　如在喷洒农药时应遵守操作规程，加强个人防护，穿长袖衣裤及鞋袜，戴口罩、帽子及手套，污染衣物及时洗净。

2. 加强毒物管理　农药盛具要专用，标记要清楚，防止误食。

3. 生活指导　蔬菜水果在食用之前要清洗干净，避免残留农药引起中毒。怀疑为有机磷农药毒死的家禽，不可食用。

第三节　镇静催眠药中毒病人的救护

镇静催眠药是中枢神经系统抑制药，具有镇静和催眠作用，小剂量应用可使人处于安静或嗜睡状态，大剂量可麻醉全身，包括延髓中枢。一次服用大剂量可引起急性镇静催眠药中毒，减量可引起戒断综合征，长期滥用可引起耐药性和依赖性而导致慢性中毒。常用的镇静催眠药（表 8-4）。

表 8-4　常用镇静催眠药分类

类别	主要药物
苯二氮䓬类	长效类：氯氮䓬、地西泮、氟西泮
	中效类：阿普唑仑、奥沙西泮、替马西泮
	短效类：三唑仑
巴比妥类	长效类：巴比妥、苯巴比妥
	中效类：戊巴比妥、异戊巴比妥、布他比妥
	短效类：司可巴比妥、硫喷妥钠
非巴比妥非苯二氮䓬类	水和氯醛、格鲁米特（导眠能）、甲喹酮、甲苯氨脂
吩噻嗪类	氯丙嗪、硫利达嗪（甲硫达嗪）、奋乃静、三氟拉嗪

一、病因及中毒机制

（一）病因

多发生于蓄意自杀者，偶可见于儿童误服或药物滥用者的意外中毒。中毒途径大多数是口服，少数则通过静脉注射或肌内注射。

（二）中毒机制

镇静催眠药均具有脂溶性，脂溶性强的药物易跨越血脑屏障，作用于中枢神经系统，起效快，作用时间短，为短效药。

1. 苯二氮䓬类　目前研究认为苯二氮䓬类的中枢神经抑制作用与增强 γ- 氨基丁酸（GABA）能神经的功能有关。苯二氮䓬类与苯二氮䓬受体结合后，可加强 GAGA 与 GABA 受体结合的亲和力，增强 GAGA 对突触后的抑制功能。

2. 巴比妥类　巴比妥类对 GABA 能神经有与苯二氮䓬类相似的作用，但苯二氮䓬类主要选择性作用于边缘系统，影响情绪和记忆力。巴比妥类主要作用于网状结构上行激活系统而引起意识障碍。巴比妥类对中枢神经系统的抑制有剂量 - 效应关系。随着剂量的增加，由镇静、催眠到麻醉，以至延髓中枢麻痹，甚至死亡。

3. 非巴比妥非苯二氮䓬类　其毒理作用与巴比妥类药物相似。

4. 吩噻嗪类　吩噻嗪类药物主要作用于网状结构，抑制中枢神经系统多巴胺受体，以减轻焦虑紧张、幻觉、妄想和病理性思维等精神症状。

二、病情评估

（一）毒物接触史

有可靠的应用镇静催眠药史，了解用药种类、剂量及服用时间，是否经常服用该药、服药前后是否有饮酒史，病前有无情绪激动等。

（二）临床表现

1．巴比妥类中毒　一次服用大剂量巴比妥类，可引起中枢神经系统抑制，症状与剂量有关。

（1）轻度中毒：嗜睡、情绪不稳定、注意力不集中、记忆力减退、共济失调、言语不清、步态不稳、眼球震颤。各种反射存在、生命体征平稳。

（2）中度中毒：昏睡、强烈刺激能唤醒，但不能言语，很快又陷入昏睡状态，呼吸浅慢，血压正常，腱反射消失、角膜反射、咽反射仍存在。

（3）重度中毒：进行性中枢神经系统抑制，由嗜睡到深昏迷。呼吸抑制由呼吸浅慢到呼吸停止，脉搏细速、血压下降，肌张力下降，腱反射消失。胃肠蠕动减慢，皮肤可起大疱。长期昏迷病人可并发肺水肿、脑水肿、肾衰竭而威胁生命。

2．苯二氮䓬类中毒　中枢神经系统抑制较轻，主要症状是嗜睡、头晕、言语含糊不清、意识模糊、共济失调。很少出现严重症状如长时间深度昏迷和呼吸抑制等。如果出现，应考虑同时服用了其他镇静催眠药或酒等。

3．非巴比妥非苯二氮䓬类中毒　症状与巴比妥类药物中毒相似，但也各有其特点。

（1）水合氯醛中毒：心、肝、肾损害，可有心律失常等。

（2）格鲁米特中毒：意识障碍有周期性波动，瞳孔散大等。

（3）甲喹酮中毒：有明显的呼吸抑制，出现锥体束征，如肌张力增强、腱反射亢进、抽搐等。

（4）甲丙氨酯中毒：常有血压下降。

4．吩噻嗪类药物中毒　最常见的为锥体外系反应，临床表现有以下三类：①震颤麻痹综合征；②静坐不能；③急性肌张力障碍反应。如斜颈、吞咽困难、牙关紧闭等。

5．戒断综合征　长期服用大剂量镇静催眠药的病人，突然停药或迅速减少药量时，可发生戒断综合征。主要表现为自主神经兴奋性增高和轻、重症神经精神异常。

（三）辅助检查

1．血液、尿液、胃液中药物浓度测定，对诊断有参考意义。

2．血液生化检查　包括血糖、尿素氮、肌酐、电解质等。

三、急救措施

（一）急救原则

1．迅速清除毒物

（1）洗胃：口服中毒者早期用1∶5000高锰酸钾溶液、清水、淡盐水洗胃，服药量大者超过6小时仍需洗胃。

（2）活性炭及泻剂的应用：首次活性炭剂量为50～100g，用2倍的水制成混悬液口服或胃管内注入。应用活性炭时常给予硫酸钠250mg/kg导泻，一般不用硫酸镁，因为镁离子能抑制中枢神经系统。

（3）碱化尿液、利尿：用5%的碳酸氢钠碱化尿液，呋塞米利尿，只对长效巴比妥类有效，对吩噻嗪类中毒无效。

（4）血液透析、血液灌流：对苯巴比妥有效，危重病人可考虑应用，对苯二氮䓬类无效。

2．应用特效解毒剂　巴比妥类中毒无特效解毒药。氟马西尼是苯二氮䓬类拮抗剂，能通过竞争性抑制苯二氮䓬类受体而阻断苯二氮䓬类药物的中枢神经系统作用。用法为 0.2mg 缓慢静脉注射，需要时重复注射，总量可达 2mg。

3．应用中枢神经系统兴奋剂　深度中枢抑制者可适量应用贝美格，对稳定呼吸、循环、维持生理反射有一定益处；纳洛酮是解救药物中毒引起呼吸抑制的有效药，具有兴奋呼吸、催醒的作用；呼吸中枢衰竭者可静脉给予尼可刹米、洛贝林。

4．维持昏迷病人的重要脏器功能　保持呼吸道通畅，维持血压，进行心电监护，促进意识恢复。

5．对症治疗　肝功能损害出现黄疸者，予以保肝和皮质激素治疗。震颤麻痹综合征可选用盐酸苯海索（安坦）。若有肌肉痉挛及肌张力障碍，可用苯海拉明 25 ～ 50mg 口服或 20 ～ 40mg 肌注。

（二）护理要点

1．严密观察病情　观察意识状态和生命体征，若瞳孔散大、血压下降、呼吸变浅或不规则，常提示病情恶化，应及时向医生报告，采取紧急处理措施。

2．保持呼吸道通畅、给氧　仰卧位时头偏向一侧，可防止呕吐物或痰液阻塞气道而引起窒息。应及时吸出痰液，痰液黏稠时注意湿化。给予持续氧气吸人，防止脑组织缺氧引起脑水肿，加重意识障碍。

3．用药护理　注意观察药物的作用及病人的反应，监测脏器功能变化。

4．饮食护理　昏迷时间超过 3 ～ 5 天，病人营养不易维持者，可由鼻饲补充营养及水分。应给予高热量、高蛋白易消化的流质饮食。

5．心理护理　对服药自杀者，注意心理疏导，尽量使其配合治疗。

> **考点：**镇静催眠药中毒的救治原则

四、健康指导

1．向失眠者宣教导致睡眠紊乱的原因及避免失眠的方法，可遵医嘱使用镇静催眠药，但不能长期使用。

2．对服药自杀者，不宜让其单独留在病房内，防止再度自杀。

3．加强药品管理，镇静药、催眠药处方的使用、保管应严加管理，特别是对有情绪不稳定或精神异常者，避免服过量药自杀。

案例

患者，女，57 岁，因呕吐、昏迷 4 小时入院。患者 4 小时前在家紧闭门窗烧煮食用醋消毒。体检：中度昏迷，口唇呈樱桃红色，四肢无明显自主活动，双侧巴氏征（＋）。CT 诊断：双侧基底节和左枕叶缺血变性改变。

思考：

该患者最有可能的诊断是什么？如何急救？

第四节　急性一氧化碳中毒病人的救护

一氧化碳(CO)为无色、无味、无刺激性的气体,比重为 0.967,几乎不溶于水,易溶于氨水。在空气中燃烧呈蓝色火焰。与空气混合达 12.5% 时,有爆炸的危险。人体吸入气体中 CO 含量超过 0.01% 时,即有急性中毒的危险。

一、病因及中毒机制

（一）病因

1. 工业中毒　炼钢、炼焦、烧窑等工业生产中,高炉煤气和发生炉含 CO 30%～35%,水煤气含 CO 30%～40%,炉门关闭不严或管道泄漏及煤矿瓦斯爆炸时都有大量 CO 产生;化学工业的合成氨、甲醇等都要接触 CO,若防护不当,均容易发生一氧化碳中毒。

2. 生活中毒　煤炉产生的气体中 CO 含量高达 6%～30%。室内门窗紧闭,火炉无烟囱或烟囱堵塞、漏气、倒风以及在通风不良的浴室内使用燃气加热器淋浴,密闭空调车内滞留时间过长等都可发生 CO 中毒。失火现场空气中 CO 浓度可高达 10%,也可发生中毒。

（二）中毒机制

一氧化碳中毒机制主要是引起组织缺氧。CO 吸入体内后,其中 85% 与血液中红细胞的血红蛋白（Hb）结合,形成稳定的碳氧血红蛋白（COHb）。CO 与 Hb 的亲和力比氧与 Hb 的亲和力大 240 倍,而碳氧血红蛋白的解离较氧合血红蛋白（HbO_2）解离速度慢 3600 倍,故易造成碳氧血红蛋白在体内蓄积。COHb 不能携带氧,而且还影响氧合血红蛋白正常解离,即氧不易释放到组织中,从而导致组织和细胞的缺氧。此外,CO 还可抑制细胞色素氧化酶,直接抑制组织细胞内呼吸。这些因素更加重组织、细胞缺氧。中枢神经系统对缺氧最为敏感,故首先受累。严重者有脑水肿,少数病人发生迟发性脑病。

二、病情评估

（一）毒物接触史

患者一般均有一氧化碳吸入史。仔细观察发病现场情况,详细询问中毒的原因,了解中毒时所处的环境、停留时间以及同室他人有无同样症状,有无突发昏迷等情况。

（二）临床表现

根据临床症状的严重程度及血液中 COHb 的含量,急性 CO 中毒可分为轻、中、重三级。

1. 轻度中毒　血液 COHb 浓度为 10%～20%。病人表现为头痛、头晕、乏力、恶心、呕吐、心悸、四肢无力,甚至出现短暂性晕厥等。原有冠心病病人可出现心绞痛。病人如能及时脱离中毒环境,吸入新鲜空气或氧疗,症状很快消失。

2. 中度中毒　血液 COHb 浓度为 30%～40%。除上述症状外,可出现皮肤黏膜呈樱桃红色、神志不清、呼吸困难、烦躁、谵妄、昏迷,对疼痛刺激可有反应,脉快、多汗,瞳孔对光反射、角膜反射可迟钝,腱反射减弱等。病人经积极治疗可以恢复正常,且无明显并发症和后遗症。

3. 重度中毒　血液 COHb 浓度大于 50%。病人处于深昏迷,各种反射消失,可呈去大脑皮质状态。病人可以睁眼,但无意识,不语、不动、不主动进食,呼之不应、推之不动,并有肌张力增强。可发生脑水肿伴惊厥、呼吸抑制、休克、心律失常、上消化道出血等。病人死亡率高,存活者多有不同程度的后遗症。

4．中毒后迟发性脑病（神经精神后发症）　急性一氧化碳中毒病人在意识障碍恢复后，经过约 2～60 天的"假愈期"可出现下列临床表现之一：①精神意识障碍：呈痴呆、谵妄或去大脑皮质状态。一般急性痴呆者占 86%，行为紊乱为首发表现，还可能有精神错乱；②锥体外系神经损害：出现震颤麻痹综合征；③锥体系神经损害：如偏瘫、病理反射阳性或大小便失禁等；④大脑皮质局灶性功能障碍：如失语、失明或继发性癫痫。此为中毒性迟发性脑病，约占重度中毒的 50% 左右，多在急性中毒后 1～2 周内发生。80% 病人的发病过程是中毒昏迷 - 中间清醒 - 迟发性脑病，20% 左右无中间清醒期。昏迷时间超过 48 小时者，迟发性脑病发生率较高。

 知识链接

血液 COHb 测定常用方法

1．加碱法　取病人血液 1～2 滴，用蒸馏水 3～4ml 稀释后，加 10% 氢氧化钠溶液 1～2 滴，混匀。正常血液呈棕绿色，血液中 COHb 增多时，加后血液仍保持淡红色不变。

2．煮沸法　取蒸馏水 10ml，加入病人血液 3～5 滴，血中如有 COHb，煮沸后仍为红色。以上两种均为血液 COHb 定性测定方法。

3．分光镜检查法　为定量监测方法，取血数滴，加入蒸馏水 10ml，用分光镜检查可见特殊吸收带。

（三）辅助检查

1．血液 COHb 测定　血 COHb 测定是诊断一氧化碳中毒的特异性指标，可明确诊断且有助于分型和估计预后。

2．脑电图检查　可见弥漫性不规则性慢波、双额低幅慢波及平坦波。

3．头部 CT 检查　可发现大脑皮层下白质，包括半卵圆形中心与脑室周围白质密度减低或苍白球对称性密度减低。

4．病情判断

根据一氧化碳接触史、急性中毒的症状和体征及血液碳氧血红蛋白试验阳性，可以诊断为一氧化碳中毒。一氧化碳中毒病人如果出现以下情况提示病情危重：①持续昏迷抽搐达 8 小时以上；② $PaO_2 < 36mmHg$，$PaCO_2 > 50mmHg$；③昏迷伴严重的心律失常或心力衰竭；④并发肺水肿。

考点：急性一氧化碳中毒的临床表现

三、急救措施

（一）急救原则

1．迅速脱离中毒环境　进入中毒现场迅速打开门窗进行通风、换气，断绝煤气来源，迅速将病人移至空气清新地方。重症病人采取平卧位，解开衣扣，松开腰带，注意保暖，保持呼吸道通畅。如发生呼吸心搏骤停，应立即进行心肺脑复苏。

2．迅速纠正缺氧　氧疗是一氧化碳中毒最有效的治疗方法。轻、中度中毒病人可用面罩或鼻导管高流量吸氧，8～10L/min；严重中毒病人给予高压氧治疗，可加速碳氧血红蛋白解离，促进一氧化碳排出，从而减少神经、精神后遗症和降低病死率。高压氧治疗应早期应用，最好在中毒后 4 小时进行，轻度中毒治疗 5 ~ 7 次，中度中毒 10 ~ 20 次，重度中毒 20 ~ 30 次。中毒后 36 小时再用高压氧治疗，收效不大。

3. 防治脑水肿，促进脑细胞代谢　严重中毒后 2 ~ 4 小时，即可出现脑水肿，24 ~ 48 小时达高峰。可快速静滴 20% 甘露醇 250ml，6 ~ 8 小时一次。也可用呋塞米、肾上腺皮质激素等药物，降低颅内压，减轻脑水肿。可适量补充能量合剂、细胞色素 C、胞磷胆碱等药物，以促进脑细胞代谢。

4. 对症治疗　昏迷者应保持呼吸道通畅，必要时行气管插管或气管切开防止继发感染。高热抽搐者，可采用头部降温、亚低温疗法及止痉药物。

（二）护理要点

1. 病情观察　①定时测量生命体征，观察神志变化，记录出入液量及做好重病记录。②观察病人有无头痛、喷射性呕吐等脑水肿征象。③了解碳氧血红蛋白测定结果。

2. 氧气吸入的护理　病人脱离现场后应立即给氧，采用高浓度面罩给氧或鼻导管给氧（流量应保持 8 ~ 10L/min）。给氧时间一般不应超过 24 小时，以防发生氧中毒和二氧化碳潴留。呼吸深快的病人亦可吸入含二氧化碳的氧气，可改善呼吸性碱中毒。重症病人及早采用高压氧治疗。

3. 一般护理

（1）重度中毒昏迷并高热和抽搐者应给予以头部降温为主的冬眠疗法。降温和解痉的同时应注意保暖。昏迷病人苏醒后应绝对卧床休息，观察 2 周，避免精神刺激。

（2）准确记录出入量，控制滴速。防治脑水肿、肺水肿及水、电解质代谢紊乱等并发症发生。

（3）注意观察病人神经系统的表现及皮肤、肢体受压部位损害情况。

考点：急性一氧化碳中毒的急救原则

四、健康指导

1. 加强预防 CO 中毒的宣传　居室内火炉要安装烟囱。烟囱室内结构要严密，室外要通风良好。厂矿使用煤气或产生煤气的车间、厂房要加强通风，加强对 CO 的监测报警设施。进入高浓度 CO 环境内执行紧急任务时，要戴好特制的 CO 防毒面具。

2. 出院指导　出院时留有后遗症者应鼓励病人树立继续治疗的信心，如痴呆或智力障碍者应嘱其家属悉心照顾，并教会家属对病人进行语言和肢体锻炼的方法。

第五节　急性酒精中毒病人的救护

急性乙醇（酒精）中毒，俗称酒醉，系由一次饮入过量乙醇或酒类饮料引起的中枢神经系统由兴奋转为抑制的状态，严重者出现昏迷、呼吸抑制及休克。

一、病因及中毒机制

（一）病因

成人饮用乙醇的中毒剂量有个体差异，一般为纯酒精 70 ~ 80g，而致死剂量为 250 ~

500g。饮入的乙醇 80% 由小肠上段吸收，其余由胃吸收。空腹饮酒，1 小时吸收 60%，2 小时吸收 95%。胃内有食物存在可延缓乙醇吸收。

（二）中毒机制

乙醇对中枢神经系统的抑制作用，随着剂量的增加，由大脑皮质向下，通过边缘系统、小脑、网状结构到延髓。小剂量抑制 γ- 氨基丁酸（GABA）对脑的抑制，产生兴奋效应。血中乙醇浓度增高，作用于小脑，引起共济失调；作用于网状结构，引起昏睡和昏迷。极高浓度的乙醇抑制延髓中枢引起呼吸、循环功能衰竭。酒精中毒时，还可发生乳酸增多、酮体蓄积导致的代谢性酸中毒及糖异生受阻引起的低血糖。

二、病情评估

（一）毒物接触史

有过量饮酒史，应询问饮酒的种类和饮用量、平素酒量、饮酒的具体时间，有无服用其他药物等。

（二）临床表现

临床上大致分三期，各期界限不是很明确。

1. 兴奋期　血乙醇浓度达 50mg/dl 时，即感头痛、欣快、兴奋；血乙醇浓度超过 75mg/dl 时，出现健谈、情绪不稳定、自负，可有粗鲁行为或攻击行为，也可沉默、孤僻。浓度达到 100mg/dl 时，驾车易发生车祸。

2. 共济失调期　血乙醇浓度达到 150mg/dl 时，即可出现共济失调，表现为肌肉运动不协调，行动笨拙，眼球震颤，视力模糊，步态蹒跚，语无伦次，且言语含糊不清。浓度达到 200mg/dl 时，出现恶心、呕吐、困倦。

3. 昏睡期　血乙醇浓度达 250mg/dl 以上时，病人进入昏迷期，出现昏睡，瞳孔散大，体温降低；浓度超过 400mg/dl，病人陷入深昏迷，心率快，血压下降，呼吸缓慢带鼾声，可出现呼吸、循环麻痹而危及生命。

（三）辅助检查

1. 乙醇检测　呼出气体中乙醇浓度与血乙醇浓度相当。

2. 动脉血气分析　可有轻度代谢性酸中毒。

3. 血清电解质　可有低血钾、低血镁、低血钙。

4. 血清葡萄糖检测　可有低血糖。

5. 肝功能检测　可有明显肝功能异常。

6. 心电图检查　可见心律失常和心肌损害。

考点：急性酒精中毒的临床表现

三、急救措施

（一）急救原则

轻度中毒无需特殊治疗，应卧床休息，适当保暖以防受凉，可饮浓茶、咖啡或柠檬汁等，兴奋躁动的患者必要时加以约束。对重症患者应迅速采取下述措施。

1. 保持呼吸道通畅　患者取平卧位，头偏向一侧，及时清除呕吐物及呼吸道分泌物，防止窒息。呼吸抑制者给予呼吸兴奋剂，必要时行气管插管、人工呼吸及辅助呼吸。

2. 清除毒物　神志清醒者可直接刺激咽部进行催吐。乙醇吸收快，一般洗胃意义不大，如 2 小时内的中毒患者，可考虑应用 1% 碳酸氢钠或 0.5% 活性炭混悬液、生理盐水洗胃。对昏迷时间长的严重病例，应尽早行血液透析或腹膜透析治疗。

3. 应用盐酸纳洛酮　纳洛酮是阿片受体拮抗剂，对昏迷、呼吸抑制的病人有兴奋呼吸和催醒作用。用法：0.4 ~ 0.8mg 加入 25% 葡萄糖液 20ml 中静注，必要时 20 分钟重复 1 次；或用 1.2 ~ 2mg 加入 5% ~ 10% 葡萄糖液中持续静滴，直至达到满意效果。

4. 促进乙醇氧化代谢　50% 葡萄糖液 100ml 静注，同时肌注维生素 B_1、维生素 B_6 和烟酸各 100mg，以加速乙醇在体内氧化代谢。

5. 对症治疗　维持呼吸功能，给予吸氧；使用脱水剂和糖皮质激素，防治脑水肿；纠正低血糖；慎用镇静剂，对躁动不安，过度兴奋者可用安定或氯丙嗪肌注；禁用吗啡及巴比妥类药物；昏迷患者可预防性应用抗生素。

（二）护理要点

1. 严密观察病情　观察生命体征、意识及瞳孔的变化，并做好记录。观察呕吐物的颜色、性状和量，分辨有无胃黏膜损伤情况。注意保持呼吸道通畅及观察有无出现尿潴留。

2. 用药护理　应用纳洛酮后应注意观察患者清醒的时间，若超过平均清醒时间或用后昏迷程度加深，要追问病史，是否存在其他情况（如颅内血肿等），及时对症处理。

3. 安全防护　患者多数表现为烦躁、兴奋多语、四肢躁动，应加强巡视，使用床栏，必要时给予适当约束，防止意外发生。

4. 心理护理　大多数患者清醒后常因饮酒入院有损颜面或入院致经济损失表现为后悔，怕家人埋怨。护理人员应根据患者不同的心理状况及时与患者陪护人员进行思想交流。

考点： 急性酒精中毒的急救原则

四、健康指导

1. 开展酗酒危害的宣传教育，酒精及代谢产物乙醛可直接损伤肝细胞。

2. 不要空腹饮酒，饮酒要适量，切勿以酒来解除烦愁、寂寞、沮丧和工作压力等。

3. 饮酒过量时，可用探咽催吐的办法尽快排出胃内乙醇，减少乙醇的吸收，减轻中毒。

| 小结 | 急性中毒发病急骤，病情变化迅速，应及时采取积极措施，延缓病变发展，减少器官的损害，以促使早日恢复。本章内容主要包括：①急性中毒救护；②有机磷杀虫药中毒救护；③镇静催眠药中毒救护；④急性一氧化碳中毒救护；⑤急性酒精中毒救护。应熟练掌握常见急性中毒的救护技术，配合医师救治急性中毒患者，同时应加强防毒宣传，向群众介绍有关中毒的预防和急救知识，严格遵守有关毒物的防护和管理制度，加强毒物保管。 |

（徐丽娜）

第九章 意外伤害病人的救护

学习目标	1. 解释中暑、淹溺、电击伤的概念。 2. 熟记中暑、淹溺、电击伤的现场急救方法。 3. 知道中暑、淹溺、电击伤的临床表现及防范措施。

第一节 中暑病人的救护

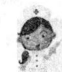

案例

患者，男，20岁。夏天在篮球场打球2小时，周身大汗，回宿舍喝大量纯净水后，突然出现四肢、腹部肌肉阵发性痉挛、疼痛。既往健康。急打120电话。

思考：

1. 该患者的初步诊断是什么？
2. 如果你是现场目击者，该如何救护患者？

人体体温调节中枢在下丘脑，其前部为散热中枢，后部为产热中枢。正常人体在体温调节中枢的控制下，体内产热与散热处于动态平衡，维持体温相对稳定。中暑是指在高温或热辐射的长时间作用下，机体体温调节中枢发生障碍，汗腺功能衰竭，水、电解质代谢紊乱及神经系统功能受损的急性临床综合征。根据发病机制与临床表现不同，通常将中暑分为先兆中暑、轻度中暑、重度中暑。重度中暑又包括热痉挛、热衰竭、热射病。2010年7月，"中暑"被列入了国家法定职业病目录。

一、病因及发病机制

（一）病因

在高温（气温超过35℃）、高湿（相对湿度大于80%）环境中或炎夏烈日曝晒下从事一定时间的工作、运动等，且无足够的防暑降温等措施，易发生中暑。引起中暑的原因可概括为三种因素，即机体产热增加、散热不足和热适应能力下降。

1. 机体产热增加 运动或劳动时间越长，强度越大，机体代谢产热越多；孕妇及肥胖者产热增加。

2. 机体散热减少 高温、高湿、低气压等环境因素，穿透气不良或紧身衣裤，汗腺功能障碍如先天性汗腺缺乏、广泛皮肤烧伤后瘢痕形成等导致机体散热障碍。

3. 机体热适应能力下降 热负荷增加时，机体会产生应激反应，通过神经内分泌的各种反射调节来适应环境变化，维持正常的生命活动。当机体这种调节能力下降时，对热的适应能力下降，机体容易发生代谢紊乱而致中暑。如心血管疾病、糖尿病、甲状腺功能亢进、年老体弱、久病卧床者及长时间在恒温条件下工作的人。

（二）发病机制

当外界环境温度增高时，机体大量出汗，引起失水、失盐。由于大量出汗，口渴而饮水较多，未补充钠盐，使血钠及氯化物浓度降低，而引起肌肉痉挛疼痛，易发生热痉挛；大量体液丧失，导致失水、失钠、血液浓缩、血容量不足，继而出现皮肤血管扩张，血管舒缩功能失调，易发生周围循环衰竭；当周围环境气温升高，达到 35 ~ 39℃或更高，体温调节中枢功能障碍，体温急剧升高引起中枢神经系统兴奋，致使机体各内分泌腺功能亢进，新陈代谢加快，机体产热增加，此时，散热又不足，体内热量蓄积过多，体温急剧升高达 40℃以上，易发生热射病。

> **考点：**中暑的原因及中暑概念

 知识链接

夏季谨防"情绪中暑"

当气温超过 35℃、日照超过 12 小时、湿度高于 80% 时，气象条件对人体下丘脑的情绪调节中枢的影响就明显增强，人容易情绪失控，频繁发生摩擦或争执的现象，称情绪中暑。其主要有三大症状：情绪烦躁、心境低落、行为古怪。

预防"情绪中暑"4 个方面："静心"养生、充足睡眠、饮食调节、注意养气。

中暑饮食四大禁忌：忌大量饮水，忌大量食用生冷瓜果，忌吃大量油腻食物，忌单纯进补。

二、病情评估

（一）病史

重点询问患者发病前所处的环境，有无长时间在高温、高湿或热辐射的环境下从事繁重的劳动或运动，有无足够的防暑措施；有无不利散热的因素存在；是否使用过相关药物；既往的健康状况、有无慢性疾病等。

（二）临床表现

根据我国《职业性中暑诊断标准》（GB11508—1989），可将中暑分为以下三级：

1. 先兆中暑　是指患者在高温环境中劳动一定时间后，出现头晕、头痛、口渴、多汗、全身疲乏、心悸、注意力不集中、动作不协调等症状，体温正常或略有升高，一般不超过38.5℃。如能及时脱离高温环境，经短时间休息后症状可很快消除。

2. 轻度中暑　是指除先兆中暑的症状加重外，还出现面色潮红、大量出汗、脉搏快速等表现，体温升高至 38.5℃以上。还可有早期周围器官循环衰竭的表现，如恶心、呕吐、面色苍白、四肢湿冷、脉搏细速、血压下降等。一般在适当休息和及时有效的处理后，能较快恢复正常。

3. 重度中暑　重度中暑分为热痉挛、热衰竭和热射病三型，也可出现混合型。

（1）热痉挛：热痉挛常发生在高温环境中强体力劳动后的青年人。因大量出汗，仅补充水分而补盐不足，造成低钠、低氯血症。主要表现为短暂性、间歇性的肌肉痉挛、疼痛及四肢无力。好发于活动较多的四肢肌肉及腹肌等，尤以腓肠肌痉挛最常见。常呈对称性，时而发作，时而缓解。患者意识清，体温一般正常。

（2）热衰竭：此型最常见。多见于热适应能力差的人群，体内常无过量热蓄积，如老年人、儿童、孕妇、慢性病病人。起病迅速，主要表现为头晕、头痛、口渴、恶心、呕吐，继而胸闷、皮肤湿冷、血压下降、脉搏细弱，可有意识模糊或晕厥。体温稍高或正常。

（3）热射病：此型最严重，亦称中暑性高热，常发生在持续高温季节。多见于年老体弱或原有慢性疾病者。以"高热、无汗、意识障碍"为典型表现。其特点是在高温环境中突然发病，体温高达40℃以上，疾病早期大量出汗，继之"无汗"，可伴有皮肤干热及不同程度的意识障碍等。严重患者可出现休克、心力衰竭、肺水肿、脑水肿、肝衰竭、肾衰竭等并发症。

由于在烈日下较长时间曝晒且头部无防护，引起脑组织充血、水肿，称为日射病，是热射病的一种特殊类型。临床表现为剧烈头痛、头晕、眼花、耳鸣、恶心、呕吐、烦躁不安，严重者会发生惊厥或昏迷。

（三）辅助检查

1. 血液检查 血象增高，以中性粒细胞增高为主；血尿素氮、血肌酐可升高；血清电解质检查可有高钾、低氯、低钠血症。

2. 尿检查 可有不同程度的蛋白尿、血尿、管型尿改变。

3. 心电图 可见心律失常。

> 考点：中暑的临床表现

三、现场救护

中暑的急救原则为使患者尽快脱离高温环境、迅速降温、保护重要脏器功能。

（一）尽快脱离高温环境

迅速将患者搬离高温环境，安置在通风阴凉处或20～25℃房间内，解开或脱去外衣，如衣服被汗水湿透应更换衣服，取平卧位。

（二）物理降温

反复用冷水擦洗患者全身，饮用含盐冰水或饮料，同时开电扇或空调，加速散热，直至体温降至38℃以下。

（三）补充水分和电解质

轻者口服含盐饮料即可。对病情较重者，有条件的应尽快进行静脉输液补充水分和电解质。失水较多时应补充等渗葡萄糖；低钠血症者可静脉滴注生理盐水；重症低钠血症出现水中毒者，可静脉滴注3%的高渗盐水。中暑痉挛者，可静脉滴注5%葡萄糖盐水或10%葡萄糖酸钙。

先兆中暑和轻度中暑的患者经现场救护后一般即可恢复正常，重度中暑患者应立即转送医院救治。运送途中要积极进行物理降温，将冰袋敷于病人额头、腋窝、肘窝及腹股沟等部位，以保护大脑、心肺等重要脏器。

> 考点：中暑的现场救护

四、医院内救护

（一）降温

降温速度决定患者的预后。一般要求在 1 小时内使直肠温度降至 38℃ 左右。降温措施包括物理降温和药物降温。

1．物理降温

（1）环境降温：置患者于 20 ～ 25℃ 房间内，有利于患者的体温尽快恢复正常。

（2）皮肤降温：①头部降温：将冰帽或冰槽置于患者头部，冰袋置于颈部，以降低进入颅内血液温度；②冰水或酒精擦浴：用 40% ～ 50% 酒精或冰水擦拭全身皮肤，或在头部、颈部、腋窝、腹股沟等大血管走行处放置冰袋；③冰水浴：将中暑高热病人浸浴在 4℃ 冰水中，并不断按摩四肢皮肤，使血管扩张，促进散热。浸浴时每 10 ～ 15 分钟测肛温一次，肛温降至 38℃ 时，停止冰水浴。

（3）体内降温：适用于重度中暑患者。①4 ～ 10℃ 的 5% 葡萄糖盐水 1000ml 经股动脉向心性注入患者体内；②4 ～ 10℃ 的 10% 葡萄糖盐水 1000ml 注入患者胃内；③4℃ 葡萄糖生理盐水 1000 ～ 2000ml 静脉滴注，滴注速度不宜过快，30 ～ 40 滴 / 分，持续 5 ～ 10 分钟，待患者适应低温后再增快速度，防止心脏内温度变化太快而诱发心律失常；④热痉挛性中暑可用 4℃ 糖盐水 200ml ＋氨基比林 0.5g ＋ 10% 水合氯醛 15ml 溶解后保留灌肠，此法有一定降温效果，但不利于肛温的测量。

2．药物降温　药物降温应与物理降温同时进行。药物降温可防止肌肉震颤，减少机体分解代谢，减少机体产热，扩张周围血管加速散热。常用药物有：①氯丙嗪：25 ～ 50mg 稀释在 4℃ 500ml 葡萄糖盐水内，快速静脉滴注，2 小时内滴注完毕。氯丙嗪具有调节体温中枢、扩张血管、松弛肌肉、降低氧耗的作用。但低血压患者禁用。②地塞米松：10 ～ 20mg 静脉注射，既能改善机体反应性，又可助于降温，并能预防脑水肿。③人工冬眠：氯丙嗪 8mg ＋派替啶 25mg ＋异丙嗪 8mg，肌注或静滴，1 小时无反应，可重复使用一次，同时注意观察患者血压、呼吸变化。适用于高热伴有惊厥者。

（二）对症治疗

1．纠正水、电解质紊乱　根据患者脱水的性质和程度，鼓励患者饮用含盐的饮料或冰水，酌情静脉输入 5% 葡萄糖盐水 1500 ～ 2000ml，但速度不宜过快，以防发生心衰；热痉挛患者主要为钠丢失过多所致，故应及时补钠，必要时可静脉注射 10% 葡萄糖酸钙 10 ～ 20ml。

2．控制脑水肿　对有意识障碍、烦躁不安、抽搐的患者，可用地西泮 10 ～ 20mg 加入 10% 葡萄糖 20ml 中静脉注射。颅内压增高的患者，可静脉快速滴注 20% 甘露醇 250ml，每 4 ～ 6 小时一次。

3．防止 DIC　山莨菪碱（654-2）10 ～ 20mg 稀释在 5% 葡萄糖盐水 500ml 内，静脉滴注可改善微循环，防止弥漫性血管内凝血（DIC）的发生。

4．防止肾衰竭　中暑高热时，由于大量水分自汗液排出，血液浓缩，心排血量降低，造成肾小球滤过率降低，易导致肾衰竭。应早期使用 20% 甘露醇 250ml 静脉滴注及呋塞米 20mg 静脉注射，保持每小时尿量在 30ml 以上。

5．其他　积极预防脑水肿、休克、感染等并发症的发生。

考点：中暑的降温方法

五、护理措施

（一）一般护理

1. 病室阴凉通风，控制室温在 20 ～ 25℃，使患者体温尽快恢复正常。

2. 饮食护理　因高热病人处于高代谢状态，应加强营养，保证其生理需求。

3. 口腔护理　对高热、昏迷患者应及时做好口腔护理，以防口腔感染及并发症的发生。

4. 皮肤护理　由于高热病人大量出汗，应及时更换衣裤、被褥，保持皮肤清洁干燥，定时翻身以防压疮。

5. 保持呼吸道通畅　休克患者应取平卧位，头偏向一侧，保持呼吸道通畅，及时清理呼吸道分泌物，给予氧气吸入，必要时给予呼吸机支持呼吸。

6. 惊厥护理　制动四肢，防止坠床和碰伤。必要时口腔放置牙垫，预防舌头咬伤。

（二）病情观察

密切观察患者的生命体征、神志、瞳孔、尿量，记录 24 小时出入量；在降温过程中应密切监测肛温，每 15 ～ 30 分钟测一次肛温，体温降至 38℃左右应停止降温，维持体温不再回升；同时密切观察患者重要脏器的功能，积极预防并发症，发现病情变化及时报告医师给予紧急处理。

（三）降温护理

1. 冰帽、冰槽及冰袋降温　①放置部位应准确，并及时更换；②用冷时间最长不超过 30 分钟，需要时休息 60 分钟后再次使用；③每半小时测量生命体征一次；④注意观察降温部位的皮肤变化，每 10 分钟观察一次局部皮肤的颜色，冰帽、冰槽降温时，尤其注意患者耳廓部位有无发紫、麻木及冻伤发生。

2. 冰水和酒精擦浴　擦浴应采用拍打式手法擦拭背、臀及四肢，而不宜用摩擦式手法，因摩擦式手法易产热。擦浴前应在头部放置冰袋，以减轻头部因充血引起的不适，足底应放置热水袋以增加擦浴效果。胸部、腹部及阴囊处禁止擦拭。同时注意遮挡患者，保护患者隐私。

3. 冰水浴　应不断用力按摩患者四肢及躯干，使皮肤潮红，以防止周围血管收缩，导致皮肤血流淤滞。浸浴的同时注意监测患者的脉搏、呼吸、血压。新生儿、昏迷、休克、心力衰竭、体弱或伴心血管基础疾病者禁用。

4. 体内降温　静脉输注冰葡萄糖盐水时，开始速度不宜过快，以 30 ～ 40 滴 / 分为宜，避免诱发心律失常。

六、健康指导

1. 加强防暑降温的宣传。高温环境下加强自我保健意识，注意防暑降温。一旦出现先兆症状，及时采取措施。

2. 高温作业人员在夏季来临前做体格检查，对心脏病、高血压病、肝肾等慢性病患者及年老体弱者，尽量避免高温作业。

3. 高温作业部门应按规定改善劳动条件，实施劳动安全保护措施；夏季田间劳动者应戴草帽，要有一定的时间到阴凉处休息，出汗多时应及时补充含盐饮料。

4．注意个人清洁卫生，勤洗澡、勤擦身，保持汗腺的排汗功能正常。

5．野外工作者、外出旅游等，应注意带上防暑工具，防止热源直接辐射，并保证充足的休息与睡眠，适当补充水分和盐类，如凉盐开水、绿豆汤、酸梅汤等，饮食要增加维生素C的含量。

第二节　淹溺病人的救护

案例

王某，男，18岁。与朋友喝完三瓶啤酒后去水库游泳，被水草缠住，朋友发现后将其救至岸上。患者口唇青紫、意识丧失、全身湿冷、脉搏细弱、上腹部膨隆。

思考：

1．该患者的初步诊断是什么？

2．救护人员到达现场后应如何救护该患者？

人淹没于水或其他液体中，液体、污泥、杂草等物造成呼吸道堵塞或因受到强烈刺激使喉、气管、支气管反射性痉挛，造成急性缺氧、窒息，并处于临床死亡状态称为淹溺。如不及时救治，可导致患者在短时间内呼吸、心跳停止而死亡。

一、病因及发病机制

（一）病因

1．缺乏游泳能力而意外落水者。

2．游泳过程中原有疾病发作、突然发生颅脑外伤或潜水意外导致意识障碍。

3．潜水用具故障，发生潜水病；潜水时间过长体力不支；被异物缠绕或肢体抽搐。

4．误入湿地、粪池、污水池、化学物质贮存池中。

5．其他　游泳前过量饮酒或服用过量镇静药物，初学游泳及自杀者等。

（二）发病机制

人淹没于水中后，本能地进行屏气，避免水进入呼吸道。因缺氧不能继续屏气而被迫呼吸，水随着吸气而进入呼吸道和肺泡，或者因受强烈刺激引起喉痉挛，阻滞气体交换，引起严重缺氧、高碳酸血症和代谢性酸中毒。根据发病机制，淹溺可分为干性淹溺和湿性淹溺两类。

1．干性淹溺　人入水后，因受强烈刺激（如惊慌、恐惧、寒冷等），引起喉头痉挛，以致呼吸道完全梗阻，造成窒息，呼吸道和肺泡很少或无水吸入。因窒息引起心肌严重缺氧而致心搏骤停。干性淹溺约占淹溺者的10%。

2．湿性淹溺　人入水后，喉部肌肉松弛，大量水分被吸入呼吸道和肺泡，造成窒息。患者在数秒后意识丧失，继而呼吸停止，心室纤颤。湿性淹溺约占淹溺者的90%。根据淹溺发生水域不同分淡水淹溺和海水淹溺。

（1）淡水淹溺：淡水是指江、河及湖泊之水，只含极少量电解质，属于低渗性液体。当低渗液吸入呼吸道进入肺泡后，迅速经肺毛细血管进入血液循环，使血容量急剧增加，可引起肺水肿和心力衰竭；低渗性液体还可使血液稀释，渗透压下降，红细胞肿胀、破裂，发生溶血，大量钾离子和血红蛋白被释放至血浆中，引起高钾血症和血红蛋白血症。过量的血红蛋白可堵塞肾小管导致急性肾衰竭，高血钾可导致心搏骤停而死亡。大量的淡水进入血循环稀释血液还可导致低氯血症和低钠血症。

（2）海水淹溺：海水中含有3.5%氯化钠和大量的钙盐、镁盐，为高渗性液体。当海水吸入肺泡后，其高渗透压使肺毛细血管内的水分大量渗入肺泡内，引起急性肺水肿，阻碍气体交换，出现低氧血症。由于血管内液体进入肺泡，可出现血液浓缩、血容量降低、高钠及高氯血症。海水中的钙盐、镁盐吸收可引起高钙和高镁血症。高钙血症可导致心律失常或传导阻滞，甚至心脏停搏。高镁血症可抑制中枢和周围神经，导致血管扩张和血压降低。

二、病情评估

（一）淹溺史

应向知情者详细了解淹溺发生的时间、地点、水源性质，既往有无癫痫、精神病、糖尿病等慢性病，以利于指导现场急救，提高抢救成功率。

（二）临床表现

淹溺者多数表现为神志丧失、呼吸停止和大动脉搏动消失，处于临床死亡状态。若淹溺者心搏未停止，则称为近乎淹溺。其病情轻重取决于溺水持续时间的长短、吸入水量的多少、吸入水的性质及器官损害的范围。

1．轻症　神志清，呼吸、心跳存在，面色苍白，口唇青紫，恐惧。可有头痛、胸痛、咳嗽及视觉障碍。

2．重症　口鼻充满泡沫、污物或外溢血性泡沫，眼球结膜充血，颜面肿胀，皮肤苍白，四肢厥冷、寒战，脉搏细弱，呼吸表浅或不规则，可有剧烈咳嗽，咳粉红色泡沫状痰，上腹部膨隆。肺部可闻及干、湿啰音。

3．危重症　淹溺者出现意识丧失，或伴有抽搐、呼吸停止、心脏停搏。

（三）辅助检查

1．血液检查　外周血白细胞总数和中性粒细胞增多，红细胞和血红蛋白因血液浓缩或稀释而有所不同。淡水淹溺者血钾增高，血钠、血氯下降；海水淹溺者血钠、血氯增高，血钾变化不明显，血中尿素增高。

2．胸部X线检查　显示斑片状浸润，有时可出现典型肺水肿征象，如果胸部X线片异常加重或肺内阴影持续存在10天以上，则提示吸入水后继发细菌性肺炎。

3．尿液检查　可出现蛋白尿、管型尿，发生溶血时可出现血红蛋白尿。

4．心电图检查　可出现不同类型心律失常或ST-T改变。

三、现场救护

（一）迅速将淹溺者救出水面

救护淹溺者，应保持镇静，尽可能脱去衣裤，迅速游到溺水者附近，观察清楚位置后，从其后方施救。一手托着溺水者的头或颈，将面部托出水面，或抓住腋窝仰游，将淹溺者救上岸。救护者应防止溺水者抱住自己，如被抱住，应放手下沉，与溺水者脱离，然后再救。如救护者不会游泳，应立即投入救生圈、木板、长绳或长杆等，让淹溺者攀扶上岸。如现场无救生材料，应一边高呼求救，同时在周围积极寻找救生材料，加快急救。

知识链接

溺水自救方法

不会游泳者的自救：①落水后不要慌乱，一定要保持头脑清醒，紧急呼救；②取仰卧位，头部向后，使鼻部露出水面，呼气要浅，吸气要深（吸气时，人体比重降到 0.967，比水略轻，可浮出水面；呼气时人体比重为 1.057，比水略重）)；③不要将手上举或拼命挣扎，这样会使身体下沉更快。

会游泳者的自救：①如果发生小腿抽筋，要保持镇静，及时呼救，采取仰泳位，用手将抽筋腿的脚趾向背侧弯曲，可使痉挛松解，然后慢慢游向岸边。②如果手腕肌肉抽筋，自己可将手指上下屈伸，并采取仰面位，以两足游泳。

（二）保持呼吸道通畅

应立即清除其口、鼻腔内的水、泥及污物，用手帕裹着手指将伤员舌头拉出口外，解开衣扣、领口及腰带，以保持呼吸道通畅。

（三）倒水处理

可用下列方法迅速倒出溺水者呼吸道和胃内积水。

1. 抱腹法　急救者从溺水者背后双手抱住其腰腹部，使淹溺者背部在上，头胸部下垂，摇晃溺水者，以利于倒水（图 9-1）。

2. 膝顶法　急救者取半蹲位，一腿跪地，另一腿屈膝，将淹溺者腹部横置于救护者屈膝的大腿上，使其头部下垂，并用手按压其背部，进行倒水（图 9-2）。

3. 肩顶法　急救者抱住淹溺者的双腿，将其腹部放在急救者的肩部，使其头胸下垂，急救者快速奔跑，使积水倒出（图 9-3）。

倒水时注意使溺水者头、胸部保持下垂位置，以利于积水倒出。切忌倒水时间过长，以免影响现场心肺复苏。

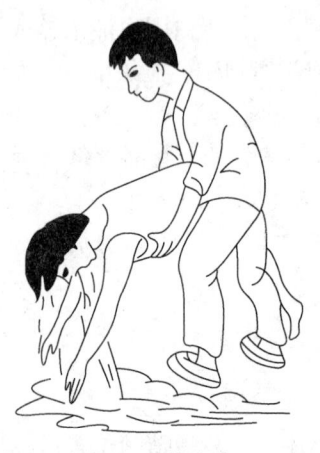

图 9-1　抱腹法

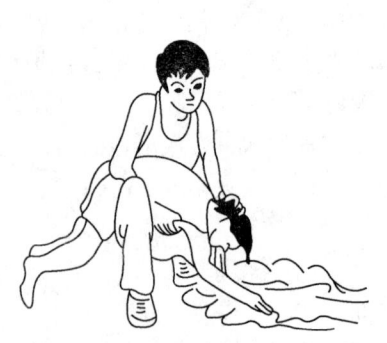

图 9-2　膝顶法

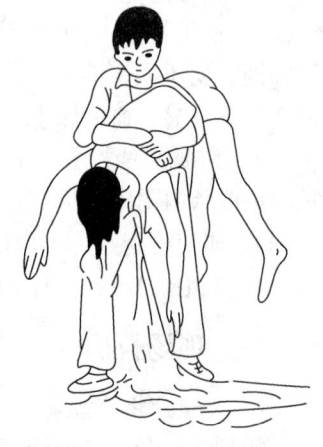

图 9-3　肩顶法

（四）心肺复苏

呼吸心跳停止者，应立即对其进行心肺复苏。

经现场初步处理后，迅速将溺水者转运至医院进一步救治，转运途中应严密观察患者的病情变化，发现异常及时救治处理。

四、医院内救护

轻症患者，神志清楚，无缺氧，胸部 X 线片正常者，留院观察，做一般处理。重症患者，迅速将其安置于抢救室中，换下湿衣裤，注意保暖。必要时可给予热疗，以促进复温。

（一）维持呼吸功能

有自主呼吸者给予高流量吸氧。对无自主呼吸者应行气管内插管正压给氧，必要时气管切开，机械辅助呼吸。同时可给予 20%～30% 的乙醇湿化吸氧，以促进塌陷的肺泡复张、改善气体交换、纠正缺氧和迅速改善肺水肿。静脉注射呼吸兴奋剂，如洛贝林、尼可刹米等。

（二）维持循环功能

现场复苏仍无心跳的患者，应继续胸外心脏按压，有室颤的给予除颤，必要时可行开胸心脏按压术。患者心跳恢复后，常出现血压不稳或低血压状态，应注意监测有无低血容量，掌握输液的量和速度，有条件者可行中心静脉压监测。

（三）对症处理

1．纠正低血容量　海水淹溺者，不宜输入生理盐水，可静脉滴注 5% 葡萄糖溶液或低分子右旋糖酐以稀释被浓缩的血液和增加血容量；淡水淹溺而血液稀释严重者，可给予 3% 氯化钠溶液 500ml 静脉滴注，必要时可重复使用 1 次。

2．防治脑水肿　可给予大量的肾上腺皮质激素和脱水剂，如 20% 甘露醇、呋塞米、氟美松等。

3．防治肺部感染　由于淹溺时泥沙、杂物、呕吐物、水草等异物被吸入呼吸道，容易发生肺部感染，应给予适当抗生素预防或治疗。

4．维持水、电解质平衡　淡水淹溺者，适当限制入水量，并积极补充氯化钠溶液；海水淹溺者，因血容量低，不宜过分限制入水量，并注意补液，纠正低血容量；根据患者病情，酌情补充碳酸氢钠，以纠正代谢性酸中毒。

5．防治急性肾衰竭。

五、护理措施

（一）密切观察病情变化

1．严密观察患者的神志及瞳孔变化；注意呼吸的频率、节律、深浅度的改变，判断有无呼吸困难及程度等；严密监测心率及心律情况，测量血压和脉搏。

2．注意监测尿的颜色、量、性质，准确记录尿量。

（二）输液护理

海水淹溺者应控制钠盐的输入，可给予 5% 葡萄糖和血浆液体输入；淡水淹溺者应严格控制输液速度，由小剂量、低速度开始，避免短时间内大量液体输入，加重血液稀释程度。

（三）复温护理

由于低温亦是淹溺者死亡的常见原因，在冷水中超过 1 个小时复苏很难成功，特别是海水淹溺者。因此，及时复温对患者的预后非常重要。复温的方法是脱去患者的湿衣裤，以干爽的毛毯或棉被包裹全身，同时可配合热水浴法、温热林格液灌肠法等。注意复温速度不宜过快，应逐渐将体温恢复正常。

（四）心理护理

淹溺者常伴有紧张恐惧心理，应积极做好心理护理，稳定患者情绪，积极配合治疗。对于自杀淹溺的患者应尊重其隐私权，耐心做好劝说和疏导工作，注意引导其正确对待人生、事业、他人，使患者对今后的生活充满信心。同时做好其家属的思想工作，以协助护理人员使患者消除自杀念头。

六、健康指导

1. 通过多种途径（如主题活动、大众媒体等），开展多层面的健康教育培训和宣传活动，向群众宣传溺水的危害，认识溺水的危险因素，提高防范意识，减少危险行为。同时，监护人应认真履行监护职责，防止儿童溺水。

2. 危险场所应设置明显警示牌；公共游泳场必须设置深、浅水的醒目标志，天然游泳场还应除去杂草、淤泥等；游泳场应备有救生员和救生设备；水下作业人员应严格遵守水下操作规程。

3. 加强游泳安全知识，游泳前做好准备活动，避免腓肠肌痉挛；指导游泳者学会水中自救和互救技巧，出现心搏、呼吸骤停时如何实施口对口人工呼吸及胸外心脏按压等。

第三节　电击伤病人的救护

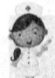

案例

患者，男，32 岁。于搬运物品时脚意外踏在电动缝包机电缆线接头上，被电击跳起1m 左右，重重摔倒，在场的其他工人急忙拽断电缆线，拉下闸刀，同时拨打 120 急救电话。

思考：

1. 该患者的初步诊断是什么？

2. 如果你在现场应如何紧急处理？

电击伤（electrical injury）又称触电，是指一定强度的电流或电能量（静电）通过人体，引起机体不同程度损伤或器官功能障碍甚至死亡。电击伤大多数是直接接触电源触电，但在高压和超高压的电场下，电流可经空气或其他介质电击人体，如雷击伤。电击伤包括日常用电发生的触电和雷电击伤两种。

一、病因及发病机制

（一）病因

1. 意外事故　地震、火灾、水灾、风暴等造成电线断裂下落等；家用电器使用过程中漏电；闪电、雷击时在山坡上或树下避雨。

2. 违反安全用电规程　缺乏安全用电常识，违反操作规程，如在电线上挂晒衣物、违章处理带电电器、用湿手接触电器等。

3．用电线路、设备未及时检修　电线老化、破损，电器漏电，各种原因使电器的绝缘性能降低等。

4．救护知识缺乏　抢救触电者时抢救者直接用手去拉触电者，从而使抢救者触电。

（二）发病机制

电击损伤程度取决于电流种类、电流强度、电压高低、接触的部位、电流接触时间及通电途径等。一定强度的电流对人体的伤害包括电流本身以及电流转换为电能后的热和光效应对人体的损伤。电击伤对人的致命作用有两方面：一是引起心室纤颤导致心脏停搏，常为低电压触电死亡的主要原因；二是对延髓呼吸中枢的损害，引起呼吸中枢抑制、麻痹，导致呼吸停止，常为高压触电死亡的主要原因。电流转换为热和光效应时对人体的影响则表现为高压电流造成人体的电烧伤。高电压可使局部组织温度在 2000 ～ 4000℃。闪电为一种静电放电，在闪电的一瞬间温度更高，可迅速引起组织损伤和"炭化"。电流对人体的伤害和引起的病理改变极为复杂，但主要的发病机制是组织缺氧。

考点：电击伤的病因

二、病情评估

（一）触电史

救护人员到达现场后，应首先查看触电现场，了解触电经过，包括时间、地点、电源情况等，以利于抢救。

（二）影响触电损伤程度的因素

1．电流类型　电流分交流电和直流电两种，人体对它们的耐受程度各异。低频交流电比高频交流电对人体的危害要大；交流电比直流电危险。但当电压过高时，直流电更危险，因其可导致肌肉强直性收缩，引起心搏骤停，致死率高。

2．电流强度　通过人体的电流强度越大，对人体组织的损伤就越大。电流损伤的热效应与电流强度成正比。

3．电压高低　电压越高，产生电流就越大，对人体的损害也越重。人体通过 10mA 以上的电流就会有危险。直流电压在 380V 以下极少引起伤亡事故；而交流电压在 65V 以上即会造成触电危险。一般情况下，12V、24V、36V 是安全电压的三个级别。

4．电阻大小　电阻越小，通过的电流越大，组织损害越严重。身体不同组织所含的水分和电解质含量不同，电阻大小也不同。电阻依次增大的组织为神经、血管、肌肉、内脏、皮肤、肌腱、脂肪和骨骼。

5．电流通过人体的途径　电击时，电流通过人体的途径不同，对组织器官的损害危险程度也不同。电流从上肢或头顶进入人体，经心脏由下肢流出，可引起室颤甚至心搏骤停。如电流只流过肌肉、肌腱等组织，即使造成重度电灼伤甚至局部炭化，也不致影响生命。但如果电流流经心脏、延髓、脊髓等重要组织和脏器，均可导致致命性电损伤。

6．电流接触时间　电流对人体的损害程度与接触电流的时间成正比。

（三）临床表现

触电情况不同，对人体造成的损害程度也不同。轻者可仅有局部肢体的麻木或震颤，重者可出现呼吸、心跳停止甚至死亡。

1．全身表现　轻者惊吓、心悸、面色苍白、头晕、乏力。重者立即出现昏迷、强直性肌肉收缩、休克、心律失常、心跳及呼吸极微弱呈假死状态或心搏骤停、呼吸停止、出现发绀。如复苏不及时可致死亡。幸存者可有定向力丧失和癫痫发作。

2．局部表现　因电压高低不同主要表现为局部不同程度的电烧伤。

（1）低电压电击伤：伤口面积小，呈现灰白色或焦黄色，呈圆形或椭圆形，与健康皮肤分界清楚，边缘规则整齐，一般不损伤内脏，致残率低。

（2）高电压电击伤：伤口面积较大，可深达肌肉、骨骼，甚至使组织呈炭化状态，并伴有组织坏死。高压电流损伤时，因局部肌肉组织损伤、水肿、坏死，使肌肉筋膜下组织压力增加，常发生前臂腔隙综合征，表现为脉搏减弱、痛觉消失等。烧伤致残率高，后果严重。

3．并发症　可有短期精神异常、心律失常、肢体瘫痪、继发性出血或血供障碍、局部组织坏死继发感染、急性肾衰竭、脑外伤、脊髓损伤、内脏损伤、肢体骨折、永久性失明或耳聋等。

（四）辅助检查

1．血液检查　早期可有血清肌酸磷酸激酶（CPK）、同工酶（CK-MB）、乳酸脱氢酶（LDH）、谷氨酸草酰乙酸转氨酶（GOT）的活性增高。

2．尿液检查　尿中可见血红蛋白或肌红蛋白。

三、现场救护

（一）迅速脱离电源

根据触电现场情况，采用最安全、最迅速的办法使触电者脱离电源。

1．关闭电闸　迅速关闭电源或拔掉插座，并尽可能将保险盒打开、总电闸扳开，这是最简单、安全而有效的措施。

2．挑开电线　用干燥木棒、竹竿等绝缘物品，挑开触及触电者的电线。并将挑开的电线妥当放置，以免再伤及他人。

3．切断电线　如抢救者不能接近触电者，不便将电线挑开时，可用绝缘钳子、干燥的木柄刀、斧或锄头等斩断电线，使电流中断，并妥善处理电线断端。

4．拉开触电者　如触电者俯卧在电线或漏电的电器上，上述方法不易使用时，可用干木棒将触电者拨离触电处；或用干燥绝缘的绳索套在触电者身上，将其拉离电源。

（二）现场急救

1．若确定病人为呼吸、心跳停止的重型触电者，应立即进行现场心肺复苏。对于呼吸肌麻痹者，抢救时间要长，不要轻易放弃，应延长心肺复苏的时间，以争取伤者获救的机会。

2．保护创面，防止再损伤、再污染。包扎伤口，一般不涂抹任何油膏或药物，用无菌敷料保护好创面待进一步处理。

3．对神志清楚，仅感心慌、乏力和四肢麻木的轻型触电者，应就地休息，观察 1 ~ 2 小时，给予消除恐惧等心理护理。

现场抢救过程中一定注意：①避免给患者造成其他伤害。如果患者在高处触电时，应采取适当的安全措施，防止脱离电源后，从高处坠落造成骨折、创伤甚至死亡。②抢救者必须注意自身安全，未切断电源前不能用手牵拉触电者。

> **考点**：电击伤的现场救护

四、医院内救护

(一)维持呼吸功能

及时清除呼吸道分泌物,保持呼吸道通畅,给予氧气吸入。重症患者必要时行气管插管或气管切开,呼吸机给予进行机械通气。

(二)维持循环功能

由于电击伤可直接引起组织损伤及缺氧等因素,均可引起心肌损害和发生心律失常。应进行心电监护,发现心律失常及时进行抗心律失常药物治疗或电复律治疗,恢复心脏节律,增强心脏张力,维持有效循环。

(三)维持中枢神经系统功能

在心肺复苏的同时,可应用冰帽、冰袋降温,降低脑代谢,减轻脑水肿。并静脉滴注20% 甘露醇、呋塞米、糖皮质激素以减轻脑水肿,应用 ATP、辅酶 A、细胞色素 C 等促进脑细胞代谢,维护脑细胞功能。

(四)创面处理

局部电烧伤的处理与烧伤处理相同。对创面彻底消毒后用无菌敷料包扎。局部坏死组织如与周围健康组织分界清楚,应在伤后 3 ~ 6 天及时切除焦痂。如病变较深,可行筋膜松解术或截肢。

(五)其他对症处理

预防感染,纠正水、电解质紊乱,防治急性肾衰竭。

五、护理措施

(一)密切观察病情变化

1. 观察生命体征及神志 密切观察患者的神志、瞳孔、体温、脉搏、呼吸及血压变化。对清醒者给予心理安慰,消除其恐惧心理,注意患者出现电击后精神兴奋状态,应强迫患者休息。对神志不清者,应防止坠床。

2. 循环功能监测 进行心电监护,注意观察心率和心律的变化,及时治疗心律失常。

3. 肾功能监测 严密观察尿液的量、颜色、密度、性质的变化。对严重肾功能损害或脑水肿使用利尿剂或脱水剂者,准确记录 24 小时出入量。

4. 严密观察患肢 包括患肢有无水肿、肢体末梢循环、皮肤颜色、温度等。

(二)加强基础护理

保持床铺的清洁干燥,病情严重者做好口腔和皮肤护理,防止口腔炎症和压疮的发生。保持伤口敷料的清洁、干燥,防止脱落。每天补充足量的蔬菜和水果,保持大便通畅。

(三)合并伤护理

伴有颅脑损伤、气胸、血胸、内脏破裂、四肢骨折等,应及时配合医生做好抢救。

六、健康指导

1. 普及安全用电知识。使用各种电气设备时,应严格遵守操作规程,定期检查与维护;严格安全生产用电的管理,遵守用电操作规程,执行保护防范措施。

2. 学会用电自我保护。遇到火灾等意外事故,先切断电源。

3. 雷雨天不要在大树下、电线杆旁、空旷的高大建筑物中避雨,以防被雷电击伤。

小结	中暑、淹溺和电击伤这三种意外伤害是很常见的物理性损伤。本章内容主要包括：①中暑的病因、发病机制、病情评估及救护措施；②淹溺的病因、发病机制、病情评估及救护措施；③电击伤的病因、发病机制、病情评估及救护措施。中暑、淹溺和电击伤所造成的损伤严重时可危及患者的生命，需要救护人员熟练掌握其现场救护技术，配合医师救治患者，同时做好健康指导，预防意外伤害的发生。

（宋　双）

第十章　常用急救技术和设备

学习目标	1. 能够对常用急救技术熟练操作或配合操作及护理。 2. 知道常用急救设备的适应证、禁忌证。 3. 说出常用急救设备的操作程序、护理要点、常见报警预防及处理。

第一节　常用急救技术

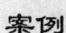

案例

患者，女，30岁。暑假与家人一起外出游玩，下午返回时丈夫因疲劳驾驶，撞上公路边的路灯，轿车发生侧翻，坐在副驾驶的妻子，身体受到严重挤压，右侧上肢大量出血，右侧大腿骨折。

思考：

1. 对该患者如何进行伤情评估？
2. 对该患者如何进行现场急救？

一、创伤现场急救技术

止血、包扎、固定和搬运技术，这四项创伤基本急救技术为抢救伤员生命和进一步治疗所必需。不仅医务人员必须熟练掌握这四项技术，而且每个公民也应熟悉此类技术，开展自救和互救，可以大大降低伤员的伤残程度。

（一）止血术

止血术位于创伤急救技术之首。及时有效的止血措施，对于外伤大出血的急危重症患者极为重要，直接关系到患者的病情转归。

1. 出血判断　外伤出血按出血部位分为内出血和外出血两类。内出血主要在医院抢救，而外出血是现场抢救的重点。按损伤血管分为：①动脉出血：鲜红色，呈喷射状，压力高，血流速度快。②静脉出血：暗红色，血液持续缓慢不断涌出，出血量逐渐增大。③毛细血管出血：鲜红色，呈渗出性，出血量少，可自行凝固止血。

2. 止血方法　止血方法有指压止血法、加压包扎止血法、填塞止血法、止血带止血法。根据出血部位、出血性质的不同，止血方法也不同。毛细血管出血和静脉出血一般选用加压包扎止血法（如一般伤口出血）；中等或较大动脉出血紧急时可先选用指压止血法（如头部、四肢某些部位出血），后改用止血带止血或其他方法止血；填塞止血法适用于肌肉、骨端等较大而深的伤口出血。

（1）加压包扎止血法：适用于小静脉、小动脉和毛细血管出血。先用无菌纱布覆盖伤口，再用三角巾或者绷带适当加压包扎，加压的强度以达到止血为宜。紧急情况下，可用干净毛巾、布类放在伤口上，然后用绷带加压包扎。

（2）指压止血法：适用于头部和四肢动脉的大出血。其方法分为直接和间接，直接按压在伤口上，间接是用手指用力压迫伤口近心端动脉，将动脉压向深部的骨面，从而阻断血液流通，达到临时止血的目的。

①头顶部出血：在伤侧耳前，一只手拇指对准耳屏前方颧弓根部的搏动点（颞浅动脉），将动脉压向颞骨，另一只手固定伤员头部（图10-1）。

②颜面部出血：用一只手拇指、示指分别压迫双侧下颌骨下缘、咬肌前缘的搏动点（面动脉），将动脉压向下颌骨（图10-2）。

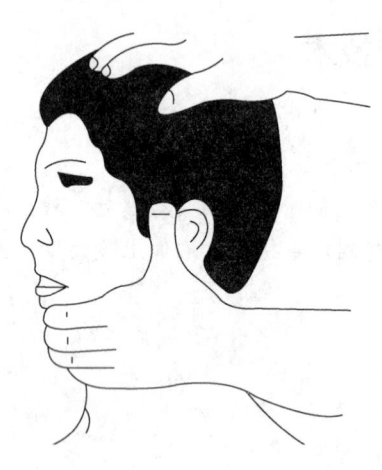

图10-1　颞浅动脉

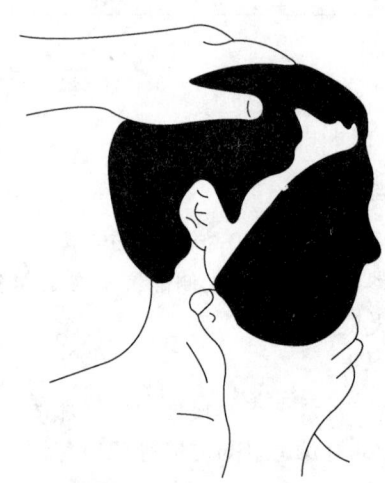

图10-2　面动脉

③头后部出血：用一只手的拇指压迫伤侧耳后乳突下稍后方的搏动点（枕动脉），将动脉压向乳突，另一只手固定伤员头部（图10-3）。

④颈部、头皮部出血：用一只手拇指或其他四指压迫同侧气管外侧与胸锁乳突肌前缘中点之间的搏动点（颈总动脉），用力向后将动脉压向第5颈椎横突上（图10-4）。禁止同时压迫两侧的颈总动脉，以免引起脑缺氧。

⑤肩部、腋窝、上臂出血：压迫同侧锁骨上窝中部的搏动点（锁骨下动脉），将动脉压向第1肋（图10-5）。

⑥前臂出血：用拇指压迫伤侧肘窝肱二头肌腱内侧的搏动点（肱动脉），将动脉向外压向肱骨干（图10-6）。

⑦手掌、手背出血：用健侧手拇指、示指分别压迫伤侧手腕内外侧的搏动点（尺、桡动脉），将动脉分别压向尺骨和桡骨（图10-7）。

⑧大腿出血：用双手拇指重叠向后用力压迫腹股沟中点稍下方的的搏动点（股动脉），将动脉压向耻骨上支（图10-8）

⑨小腿出血：在腘窝中部压迫腘动脉。

⑩足部出血：用双手拇指或示指压迫足背中部靠近脚踝处的搏动点（胫前动脉）和足跟

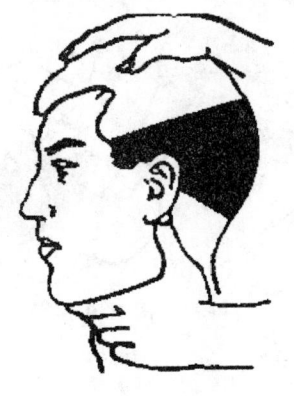

图 10-3 枕动脉

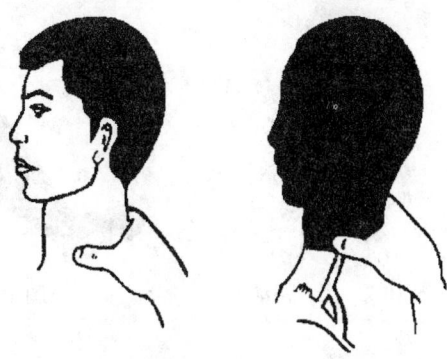

图 10-4 颈总动脉

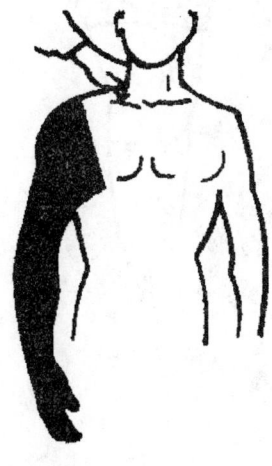

图 10-5 锁骨下动脉

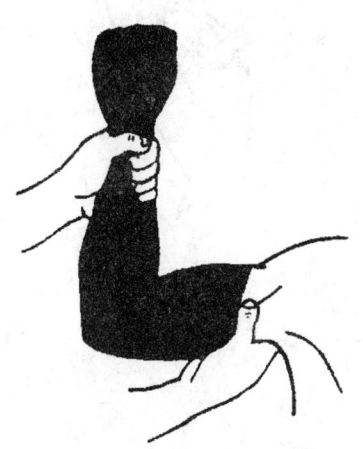

图 10-6 肱动脉

与内踝之间的搏动点（胫后动脉）（图 10-9）。

（3）止血带止血法：止血带止血法适用于四肢大动脉出血，或者采用加压包扎后仍不能控制的大出血。该法使用不当会造成更严重的出血或肢体缺血坏死。常用下列几种方法。

①橡皮止血带止血法：在出血肢体伤口的近心端，先用棉垫、绷带或布块等作为衬垫，选一条长 1 米的橡皮管，以左手的拇指、示指、中指持止血带的头端，两手将止血带中段适当拉长，绕肢体一圈后压住头端，再绕肢体两圈，用左手示指、中指夹住尾端后将尾端从止血带下牵出，使之成为一活结（图 10-10）。

②充气止血法：常用血压计袖带，在出血部位近端绑扎，均匀施压。

③绞紧止血法：用三角巾叠成带状或布条、手帕等绕肢体一圈，打一活结，取一小木棒、笔杆、筷子等做绞棒，穿进活结下，绞紧，再将小木棒一端插入活结套内，拉紧固定木棒即可（图 10-11）。

（4）屈肢止血法：适用于肘或膝关节以下的肢体出血，且无关节损伤时使用。其方法是在肘窝或腘窝处加垫子（纱布卷或棉垫卷等），屈曲肘或膝关节，再用绷带或三角巾等将屈肢缠紧，以达到压迫止血的目的。此法对伤员痛苦大，不宜首选。疑有骨折者禁用。

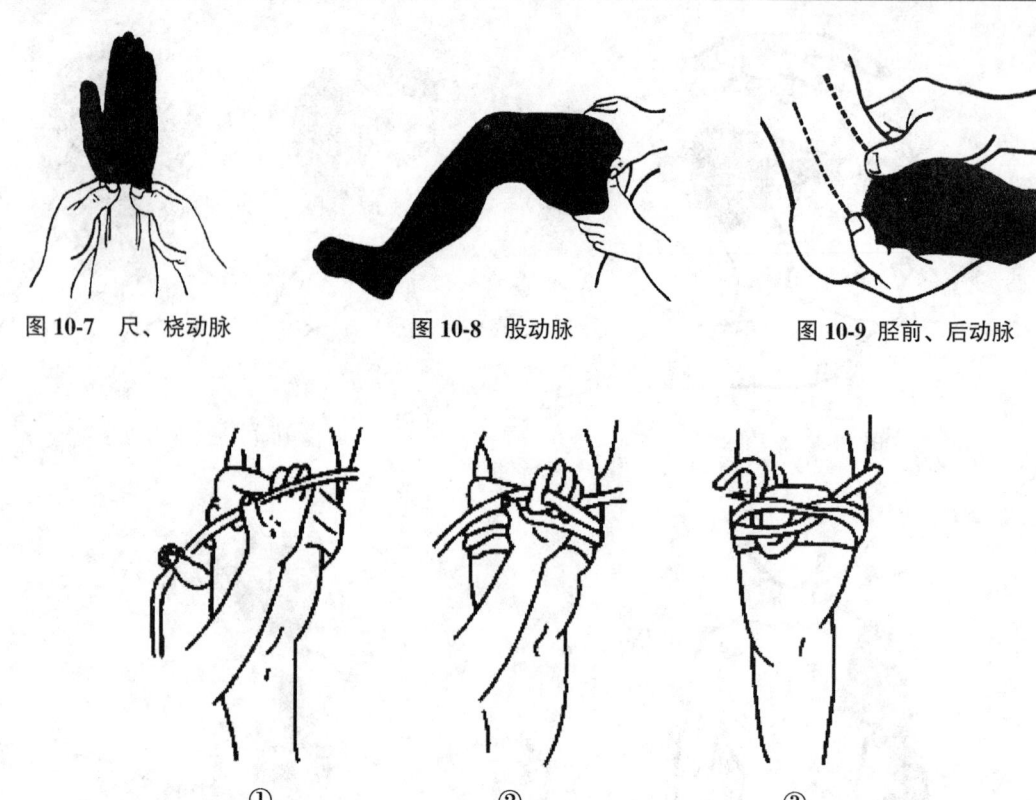

图 10-7　尺、桡动脉　　　　　图 10-8　股动脉　　　　　图 10-9　胫前、后动脉

①　　　　　　　　　②　　　　　　　　　③

图 10-10　橡皮止血带止血法

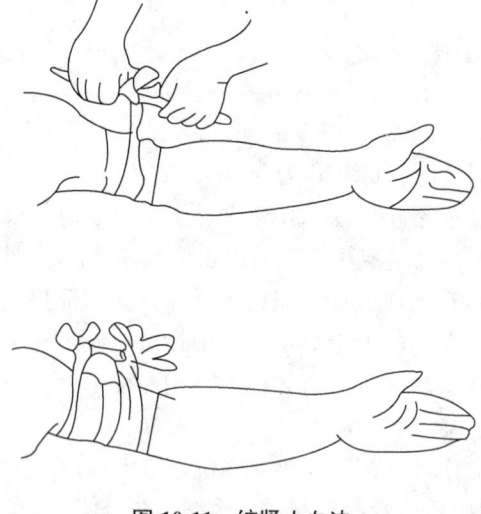

图 10-11　绞紧止血法

3．注意事项

（1）使用止血带部位要准确，应扎在伤口的近心端。上肢在上臂上 1/3，下肢在大腿中上段，手指在指根部；上臂的中 1/3 禁止上止血带，以免压迫神经而引起上肢麻痹。

（2）使用止血带应有衬垫。止血带下要用毛巾或其他布片、棉絮作垫，不能直接扎在皮肤上；紧急时，可将裤脚或袖口卷起，止血带扎在其上。

（3）止血带松紧要合适。以不能摸到远端动脉搏动或出血停止为宜。过紧易损伤神经或导致肢体远端缺血坏死，过松则不能达到止血的目的。使用充气性止血带止血时，以上肢压力不超过 300mmHg，下肢压力不超过 500mmHg 为宜。

（4）使用止血带时间不宜过久。止血带使用时间一般不超过 5h。结扎时间过久，可引起肢体缺血坏死。因此要每隔 1h（上肢或下肢）放松 2 ~ 3min；放松期间，应用指压法暂时止血。寒冷季节时应每隔 30min 放松一次。

（5）使用止血带要有明显标志。注明上止血带的时间和部位。用止血带止血的伤员应尽快送医院处置，防止出血处远端的肢体因缺血而导致坏死。若需行断肢再植的伤者，尽量避免使用止血带止血。

（6）停用止血带时应缓慢松开，防止肢体突然增加血流、损伤毛细血管及影响全身血液的重新分布，甚至血压下降。松开止血带后，应轻轻抚摩伤肢，以缓解麻木、冰凉等不适。

（二）包扎术

伤口包扎的目的是保护伤口避免再度损伤和污染，还可压迫止血、固定敷料以及减轻疼痛等。最常用的包扎材料有绷带、三角巾、四头带等。紧急情况下也可用干净的毛巾、衣服、被单等代替。

1．常用包扎方法

（1）卷轴绷带包扎法：根据不同部位选择合适的方法。

①环形包扎法：是最基本、最常用的绷带包扎法。适用于绷带包扎开始与结束时固定带端及颈、胸、腹、手腕、踝部等周径相近部位的小伤口。将绷带作环形重叠缠绕，第一圈环绕稍作斜状，下周将上周带完全覆盖，并将第一圈之斜出一角压于环形圈内，最后用胶布将带尾固定，也可将带尾剪开两头打结固定（图 10-12a）。

②蛇形包扎法：多用于固定敷料与夹板。先将绷带按环形法缠绕数圈，然后按绷带之宽度作间隔斜形上缠，各周互不遮盖（图 10-12b）。

③螺旋包扎法：适用于包扎躯干、四肢等周径基本相同的部位。先将绷带按环形法缠绕数圈，然后绷带斜行缠绕，每一圈压盖前一圈绷带的 1/3 ~ 1/2（图 10-12c）。

④螺旋反折包扎法：适用于周径不等部位，如前臂、小腿等处。先将绷带按环形法缠绕数圈，然后每一圈均把绷带先向下反折一定角度，每次反折点需对齐并遮盖前一圈的 1/3 ~ 1/2（图 10-12d）。

⑤"8"字包扎法：适用于关节部位的包扎。先用环形法固定带端，然后用螺旋法将绷带斜行包扎，接近关节时，重复做"8"字形缠绕。每圈压过前一圈 1/3 ~ 1/2（图 10-12e）。

⑥回返包扎法：适用于有顶端的部位，如指端、头端或肢体残端。自顶端正中开始，分别向两侧回返，直至顶端全部包扎后再做环形固定（图 10-12f）。

（2）三角巾包扎法：三角巾制作简单，使用方便，容易掌握，包扎部位广。三角巾不仅是较好的包扎材料，还可作为固定夹板、敷料和代替止血带使用。使用三角巾，两底角打结时应为外科结，比较牢固，解除时可将其一侧边和其底角拉直，即可迅速地解开。三角巾规格及各种用法（图 10-13）。

1）头部包扎：

①头顶部包扎：将三角巾底边向上反折约两指宽，放于前额齐眉，顶角向后拉紧，盖住

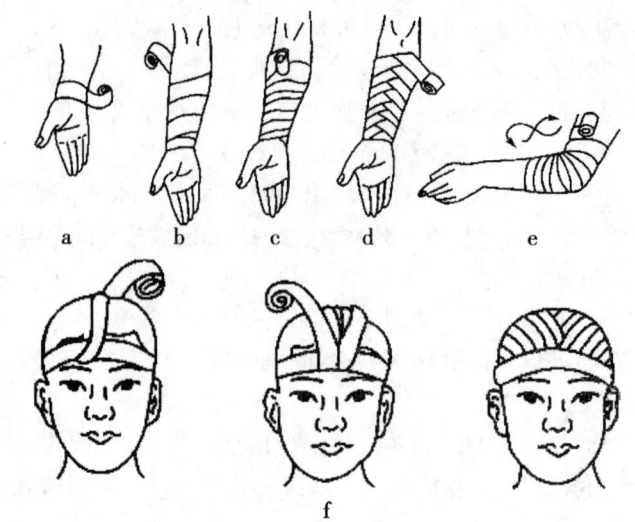

图 10-12　卷轴绷带包扎法

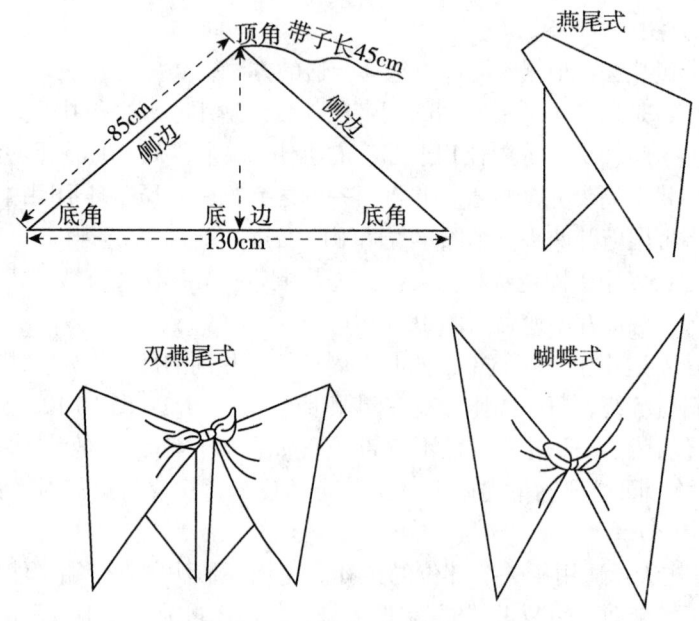

图 10-13　三角巾规格及各种用法

头顶，三角巾的底边经两耳上方，拉向枕后压紧顶角，在枕部交叉再经耳上绕到前额打结固定（图 10-14）。

　　②风帽式包扎：将三角巾顶角和底边中央各打一结呈风帽状，顶角结置于前额，底边结放在枕骨结节下方，包住头部，两底角向面部拉紧向外反折包绕下颌，然后绕至颈后在枕部打结固定（图 10-15）。

　　③面具式包扎：将三角巾顶角打一结，置于头顶处，三角巾罩于面部（在眼、鼻、口处

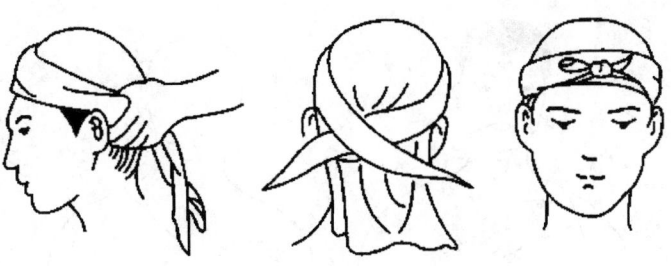

图 10-14 头顶部三角巾包扎

各开一孔），将左右两角拉到枕后交叉，再绕到前额打结固定（图 10-16）。适用于颜面部

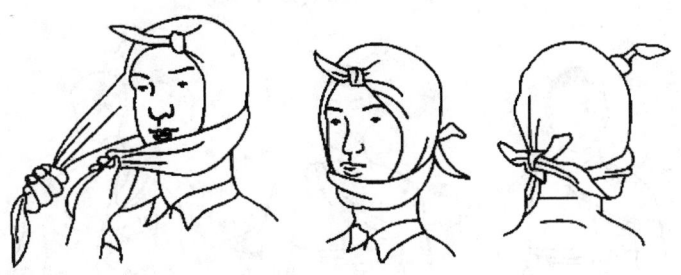

图 10-15 风帽式包扎

外伤。

2）肩、胸、背部包扎

①单肩包扎：将三角巾折叠成燕尾式，燕尾夹角放在伤侧肩上正中，燕尾底边包绕上臂

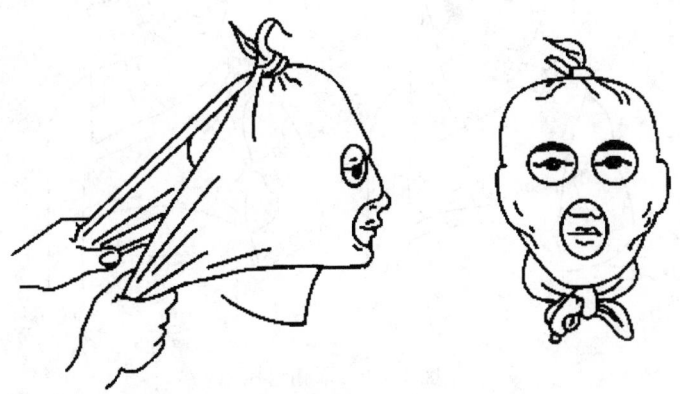

图 10-16 面具式包扎

上部打结，两燕尾角分别经胸、背拉到对侧腋下打结（图 10-17）。适用于一侧肩外伤。

②单胸包扎：将三角巾底边横放在胸部，顶角绕过伤侧肩部到背部，底边包胸至背后方打结，再与顶角相结（图 10-18）。适用于单侧胸外伤。

③双胸包扎：将三角巾折叠成燕尾式，并在底边反折一道边，横放于胸部，两角向上，分放于两肩并拉至颈后打结，再用顶角带绕至对侧腋下打结（图 10-19）。适用于双侧胸

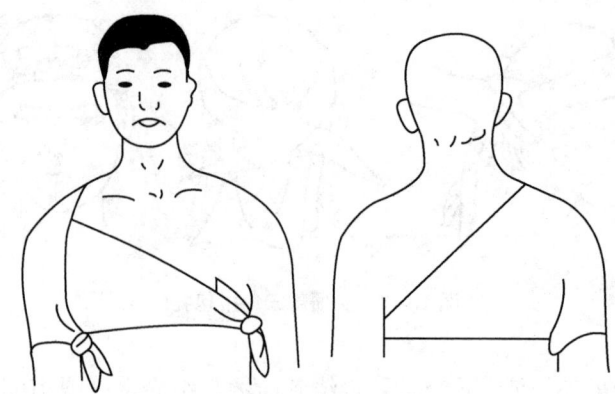

图 10-17　燕尾式单肩包扎

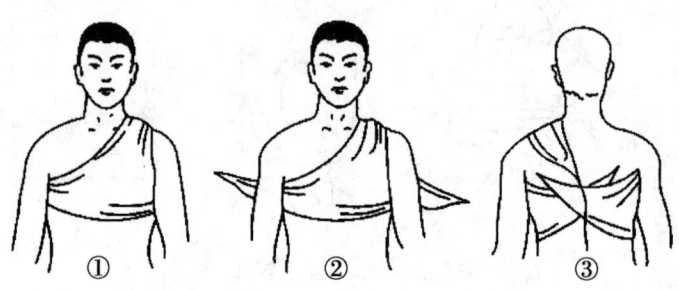

① ② ③

图 10-18　单胸包扎

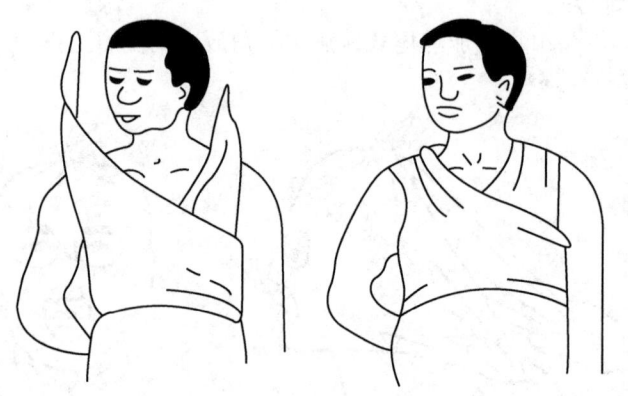

图 10-19　双胸包扎

外伤。

三角巾背部包扎的方法与胸部相同，只是位置相反，结打于胸部。

3）腹臀部包扎

①燕尾巾包扎腹（臀）部：将三角巾折叠成燕尾式，然后燕尾朝下，把三角巾贴在腹部，在底边形成的一角与顶角在腰部打结，再将大燕尾从两腿中间向后拉紧，绕过大腿与小燕尾在大腿外侧打结。包扎臀部方法与腹部基本相同，只是将叠好的燕尾巾翻转一下，再按照上述方法包扎即可（图 10-20）。

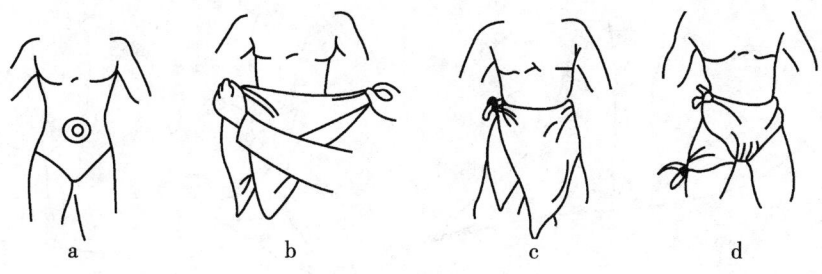

图 10-20 腹臀部包扎

②三角巾包扎腹（臀）部：三角巾顶角朝下，底边横放于脐部，拉紧底角至腰部打结，顶角经会阴拉至臀上方，同两底角结头打结。适用于腹部或一侧臀部伤口的包扎。

4）四肢包扎

①上肢包扎：将三角巾一底角打结后套在伤侧手上，结留余头稍长备用，另一底角沿手臂后侧拉到对侧肩上，顶角包裹伤肢，并使伤侧前臂曲至胸前，拉紧两底角在对侧肩部打结（图 10-21）。

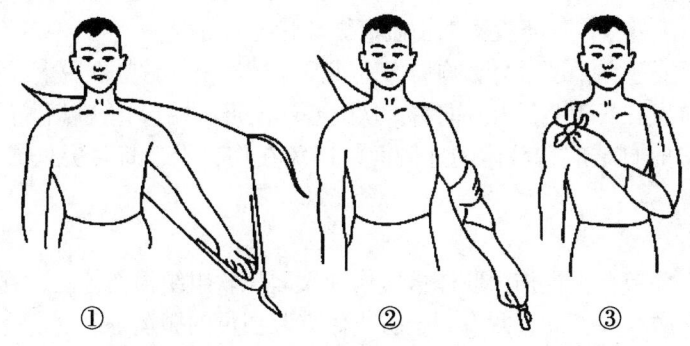

图 10-21 上肢包扎法

②手或足部包扎：将伤手平放在三角巾中央，手指指向顶角，底边位于腕部，再把顶角折回拉到手背上面，然后把左右两底角在手掌或手背交叉地向上拉到手腕的左右两侧缠绕打结。足的包扎与手相同（图 10-22）。

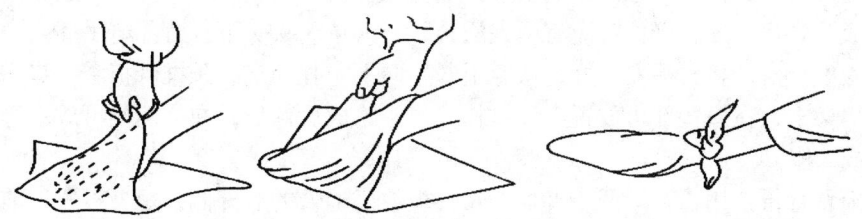

图 10-22 手和足部包扎法

③小腿和足部包扎：足趾朝向底边，将脚放在近底边一侧，把提起顶角与较长一侧的底角交叉包裹，在小腿打结，再将另一底角折到足背，绕脚腕与底边打结于踝关节处（图 10-23）。

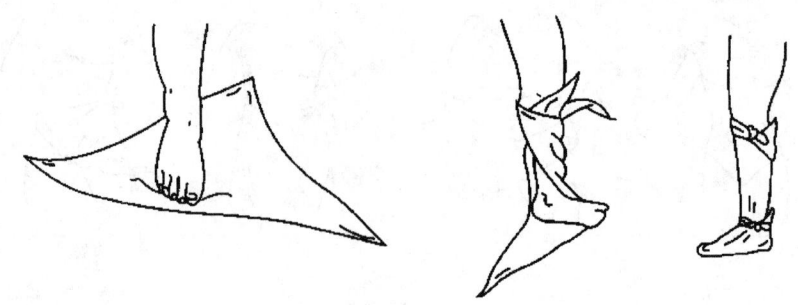

图 10-23　小腿和足部包扎法

2．包扎注意事项

（1）包扎伤口时，先简单清创并盖上消毒纱布，然后再用绷带包扎。动作轻巧，不要触及伤口，以免加重疼痛或导致伤口出血及污染。

（2）根据包扎部位，选择适宜的绷带、三角巾或多头带，敷料应干燥，无污染。

（3）包扎时要使伤员的体位保持舒适，在皮肤皱褶处如腋下、乳下、腹股沟及骨隆突处，应用棉垫或纱布保护。需要抬高肢体时，应给予适当的扶托物。包扎的肢体必须保持功能位。包扎肢端时应将指趾外露，便于观察末梢血液循环状况。

（4）包扎松紧要适宜，过紧会影响局部血液循环，过松易致敷料脱落或移动。

（5）包扎方向为自下而上，由左向右，从远心端向近心端包扎，以利静脉血液的回流。

（6）包扎结束时打结应在肢体的外侧面，避免在伤口上、骨隆突处或易于受压的部位打结。

（三）固定术

固定对骨折、关节严重损伤、肢体挤压伤和大面积软组织损伤等能起到很好的作用：可以临时减轻痛苦，减少并发症，并有利于防止休克及伤员的搬运等。固定应松紧适度，牢固可靠。固定技术分外固定和内固定两种。院前急救多受条件限制，只能做外固定。目前最常用的外固定材料有木质或金属夹板、石膏绷带等。紧急时也可就地取材，或直接借助伤员的健侧肢体或躯干进行临时固定。

1．常用固定方法

（1）头颈部损伤固定法：颈椎损伤者搬运时应特别小心，保持伤病者头颈部与躯干成直线位置，以两肩作支持，在颈部两侧填塞大量棉花，将两块铅丝夹板绑在一起，按正常人的头型弯曲成适当弯曲度。操作时应有两人配合，一人从病人头下、背部将手插入，另一人小心扶起病人上半身，将夹板安放好，从躯干开始向上包扎固定。颈椎骨折者，将伤员去枕仰卧在硬质担架上，在肩背部可放置少许垫物，使头略成后仰位，在头两侧可放中等硬度的物品（如枕或衣服）。

（2）上臂骨折：用长、短两块夹板，长夹板放于上臂的后外侧，短夹板置于前内侧（如只有一块夹板，则放在上臂外侧），用绷带或三角巾等在骨折部位上下两端固定，再用三角巾使肘关节屈曲 90° 悬吊在胸前（图 10-24）。

（3）前臂骨折：用两块长度超过肘关节至手心的夹板分别放在前臂的内外侧（如只有一块夹板，则放在前臂外侧），并在手心放好衬垫，让伤员握好，以使腕关节稍向背屈，用绷带固定夹板上下两端，再用三角巾使肘关节屈曲 90° 悬吊在胸前（图 10-25）。

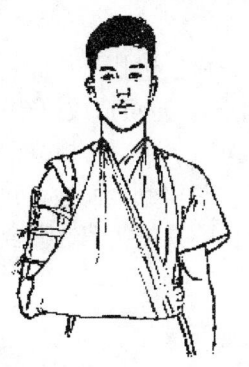
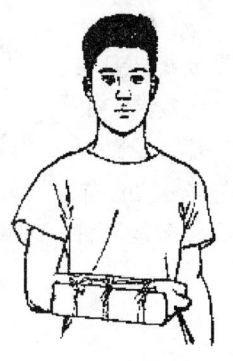
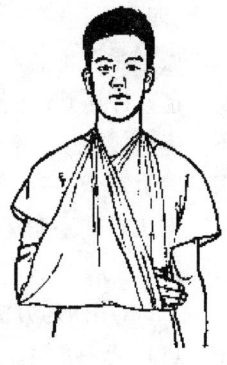

图 10-24　上臂骨折固定　　　　　　　　　　　图 10-25　前臂骨折固定

（4）大腿骨折：用两块夹板（内侧夹板长度为上至大腿根部，下过足跟；外侧夹板长度为上至腋窝，下过足跟）分别放在伤腿内外两侧（如只有一块夹板则放在伤腿外侧），并将健肢靠近伤肢，使双下肢并列，两足对齐。关节处及空隙部位均放置衬垫，用 5～7 条三角巾或布带先将骨折部位的上下两端固定，然后分别固定腋下、腰部、膝、踝等处。足部用绷带"8"字型固定，踝关节保持在背屈 90° 位置（图 10-26）。

（5）小腿骨折：两块夹板分别放在小腿的内侧和外侧，关节处垫棉垫，长度从足跟至

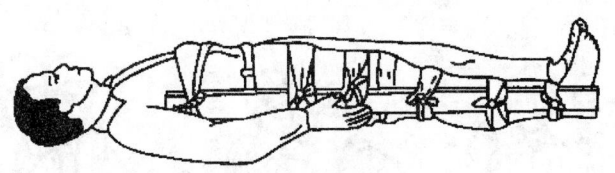

图 10-26　大腿骨折固定

大腿。用三角巾或绷带分段扎牢固定。首先固定小腿骨折的上下两端，然后固定大腿中部、膝关节、踝关节等处，足部用绷带"8"字型固定，踝关节保持在背屈 90° 位置。

2．注意事项

（1）选择夹板的长度与宽度要与骨折的肢体相适应，其长度必须超过骨折的上、下 2 个关节。固定时除骨折两端外，还需固定骨折两端的上、下关节。

（2）要注意伤口和全身状况。如伤口出血，应先止血，后包扎固定；如出现休克或呼吸、心搏骤停时，应立即进行抢救。

（3）在处理开放性骨折时，局部要做清洁消毒处理，用纱布将伤口包好。严禁把暴露在伤口外的骨折端送回伤口内，以免造成伤口污染和再度刺伤血管与神经。

（4）皮肤与夹板间加以衬垫。固定用的夹板不应直接接触皮肤。在固定时可将纱布、三角巾、毛巾、衣物等软材料垫在夹板和肢体之间，特别是夹板两端、关节、骨突部位和间隙部位，可适当加厚垫，以免引起皮肤磨损或局部组织压迫坏死。

（5）固定松紧要适宜。过松达不到固定的目的，过紧影响血液循环，导致肢体坏死。固定四肢时，要将指（趾）端露出，以便随时观察肢体血液循环情况。

（6）就地固定。对于大腿、小腿、脊椎骨折的伤者，一般应就地固定，不要随便移动伤者，不要盲目复位，以免加重损伤程度。

（四）搬运术

搬运是院前急救的重要组成部分。现场伤员经过急救、止血、包扎、骨折临时固定后，就要迅速被送到医院进一步救治。如果搬运不当，可使伤情加重，甚至可造成神经、血管损伤，还可能造成瘫痪，难以治疗，给伤员造成终身痛苦。所以，及时、迅速、规范、安全地将伤病员搬至安全地带，可减少伤员的痛苦，改善预后，使伤员能尽早得到全面检查和及时治疗。搬运方法有徒手搬运和器械搬运两种。现场搬运时要根据伤员的具体病情选择合适的搬运方法和搬运工具。

1．常用搬运方法

（1）徒手搬运

1）单人搬运：①扶持法：适用于病情较轻、没有骨折，能独立行走的伤员。救护者站在伤员身旁，将其一侧上肢绕过救护者颈部，用手抓住伤病者的手，另一只手扶持伤病者的腰部，使其身体略靠着救护者，搀扶行走（图10-27a）。②抱持法：适于年幼、体轻、没有骨折的伤病者，是短距离搬运的最佳方法。救护者蹲在伤病者的一侧，面向伤员，一只手放在伤病者的大腿下，另一只手绕到伤病者的背后，然后轻轻抱起伤病者（图10-27b）。脊柱或大腿骨折者禁用。③背负法：救护者背向伤员，让伤员伏在背上，使伤员的双手绕颈交叉下垂，抢救人员用双手抱住伤员大腿。如伤员昏迷不能站立起来，抢救人员可躺在伤员的一侧，一手握伤员肩部，另一手抱住大腿部，用力翻身，将伤员负在背上（图10-27c）。胸部创伤病人不宜采用。

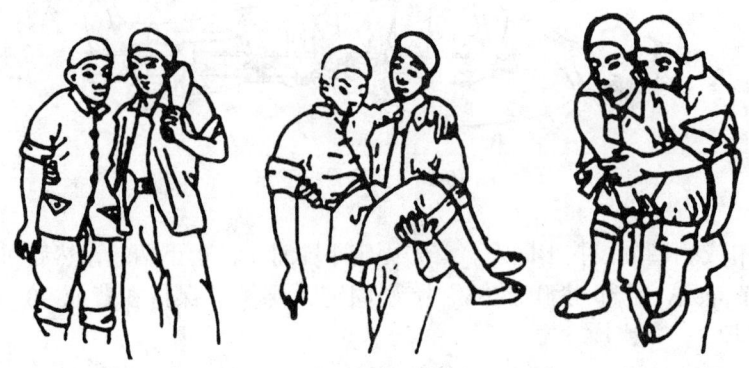

图10-27 单人搬运法

2）双人搬运：可采用椅托式、拉车式、平抱或平抬法等。①椅托式搬运法：一人以左膝，另一人以右膝跪地，各用一手伸入伤员的大腿下面并互相紧握，另一手彼此交替支持伤员的背部（图10-28）。②拉车式搬运法：一人站在伤员的头部，将两手从伤员腋下插入，把伤员抱在怀里，另一人反身站在伤员两腿中间将伤员两腿抬起，两名救护者一前一后地行走（图10-29）。③平抱或平抬搬运法：两人并排将伤员平抱，或者一前一后、一左一右将伤员平抬。

3）三人或多人搬运：三人可并排将伤员抱起，齐步向前，多人时可面对面站立，将伤员平抱进行搬运（图10-30）。适用于脊柱骨折的伤员。

（2）器械搬运：器械搬运法中最常用的是担架搬运。担架结构简单，轻便耐用，特别适用于病情较重、搬运路途较长的伤病员。担架的种类有：帆布担架、绳索担架、被服担架、

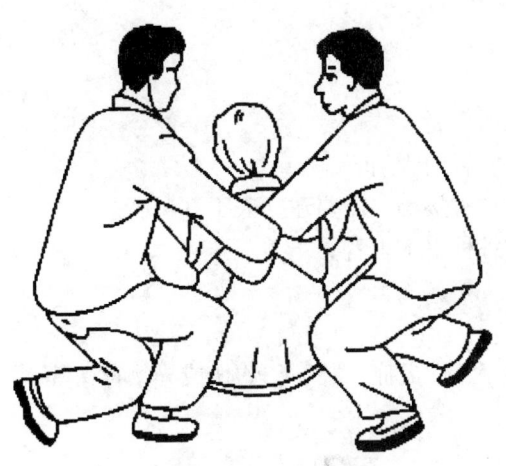

图 10-28　椅托式搬运法

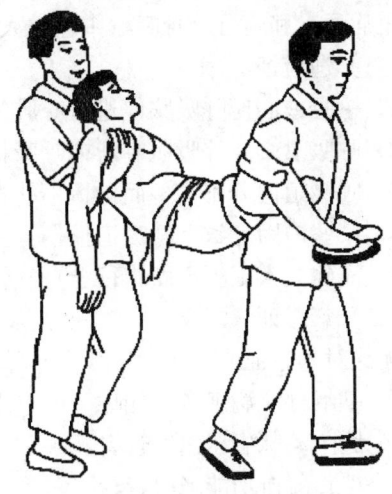

图 10-29　拉车式搬运法

板式担架、铲式担架、四轮担架等。搬运时由 3 ~ 4 人将伤病员抱上担架，使其头部在后，足部在前，以便于后面的担架员观察其病情变化。如病人呼吸困难、不能平卧，可将病人背部垫高，让病人处于半卧位，以利于缓解其呼吸困难；如病人腹部受伤，让病人屈曲双下肢、脚底踩在担架上，以松弛腹肌、减轻疼痛；如病人背部受伤则使其采取俯卧位。对脑出血的病人，应稍垫高其头部。脊柱骨折时要用硬担架或木板，并要填塞固定，颈椎和高位胸脊椎骨折时，除要填塞固定外，还要使用颈托，由专人牵引头部，避免晃动。

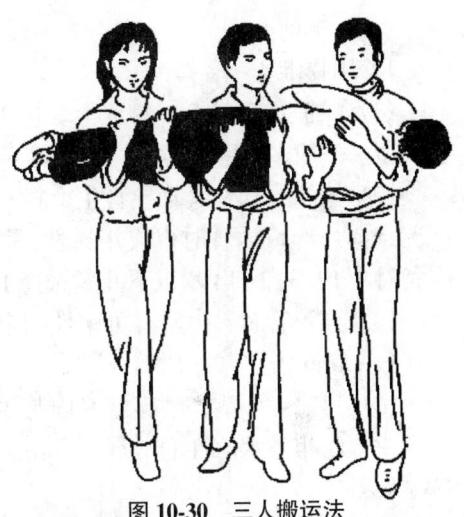

图 10-30　三人搬运法

2．注意事项

（1）搬运伤员前要检查伤员的生命体征和受伤部位，重点检查伤员的头部、脊柱、胸部有无外伤，特别是颈椎是否受到损伤。

（2）搬运过程中动作要轻巧，协调一致，避免震荡，减少伤员痛苦。

（3）根据不同伤情和环境采取不同的搬运方法，避免再次损伤和由于搬运不当造成的意外伤害。如在火灾现场，在浓烟中搬运伤员，应弯腰或匍匐前进；在有毒气泄漏的现场，搬运者应先用湿毛巾掩住口鼻或使用防毒面具，以免被毒气熏倒。

（4）搬运过程中，要随时注意观察伤病员的病情变化。

考点：止血方法、基本包扎法

二、气管插管术

气管插管术是将特制的导管经口腔或鼻腔插入到气管内，建立人工气道，进行机械通气的常用操作方法。气管插管利于清除呼吸道分泌物，维持气道通畅，减少气道阻力和呼吸道解剖死腔，保证有效通气量，为有效给氧、加压人工呼吸及气管内给药等提供条件，是抢救急危重症病人和施行全身麻醉中建立人工气道的重要方法之一。

（一）适应证

1．窒息或心搏呼吸骤停进行心肺复苏者。

2．呼吸衰竭、呼吸肌麻痹或呼吸抑制需机械通气者。

3．呼吸道内分泌物多而黏稠不能自行咳出需气管内吸引者。

4．某些原因导致上呼吸道损伤、狭窄、气管食管瘘等，需要建立人工气道者。

5．需建立人工气道而施行全身气管内麻醉的各种手术患者。

（二）禁忌证

无绝对禁忌证。

1．咽喉部疾病患者，如喉头严重水肿、血肿、急性炎症、肿瘤、灼伤或异物存留等。

2．胸主动脉瘤压迫气管者。

3．严重凝血功能障碍者。

4．颈椎骨折、脱位者。

5．鼻息肉、鼻咽部血管瘤，不宜行经鼻气管插管。

（三）术前准备

1．用物准备

（1）喉镜：有成人、儿童、幼儿3种规格。由喉镜柄和喉镜片组成。喉镜片有直、弯两种类型，一般多用弯型镜片，在暴露声门时不必挑起会厌，能减少对迷走神经的刺激。

（2）气管导管：气管导管生产材料有橡胶、塑料、聚硅酮等，其长度及粗细要根据具体情况选择。经口插管时，成年男性一般选用 F7.5～8.0，女性用 F7.0～7.5，经鼻腔插管时应相对小 F1～2；14 岁以下儿童选择 F4.0 号；紧急情况下无论男女均选用 F7.5 号。

（3）导管管芯：由富有可塑性的金属制成。长度适当，以插入导管后其远端距离导管开口 0.5～1cm 为宜。

（4）其他：牙垫、喷雾器（内装 1% 丁卡因或其他局麻药）、10ml 注射器及注气针头、血管钳、胶布、水溶性润滑剂、舌钳、开口器、听诊器、吸引器、吸痰管、人工呼吸机或简易呼吸器等。

2．病人准备　插管前先向清醒病人解释插管的目的和注意事项，争取病人的配合，必要时应用镇静剂或肌松剂；检查鼻腔有无阻塞狭窄，口腔有无畸形阻塞，取下活动义齿。清理口腔及呼吸道内的分泌物。

（四）操作方法

根据插管途径的不同，气管插管可分为经口腔插管和经鼻腔插管；根据插管时是否用喉镜暴露声门，口腔插管又分为明视插管和盲探插管，而以口腔明视插管最常用。

1．经口明视插管术

（1）病人体位：病人仰卧，头向后仰，使口咽、气管基本保持在一条轴线上，可垫高病人的肩背部 10cm，使头尽量后仰以利于喉头的充分暴露。

（2）操作者位置：操作者站于病人头侧，右手拇指推开患者下唇及下颌，同时食中指抵住上门齿，使嘴张开，若病人昏迷或牙关紧闭而难以手法张口者，可用开口器协助。

（3）置入喉镜：左手持喉镜沿病人右侧口角置入镜片，使带照明的喉镜呈直角倾向喉头，柄偏右，顺右侧舌缘插入。镜片抵咽喉部后，使右偏镜柄转至正中位，并轻轻将喉镜向左靠，使舌偏左，此时可见到悬雍垂（此为暴露声门的第一标志），然后顺舌背将喉镜片稍作深入至舌根，稍稍上提喉镜，即可看到会厌软骨（此为暴露声门的第二标志）。看到会厌边缘后，如用弯形喉镜片，可继续稍作深入，使喉镜片前端置于会厌与舌根交汇处，然后上提喉镜即可看到声门。

（4）插入气管导管：暴露声门后，右手持润滑过的气管导管，将其前端对准声门，在声门开大时（病人吸气末），轻轻将导管插入。导管插过声门 1cm 左右，迅速拔除导管芯，将导管继续旋转深入气管，成人约 4cm，小儿约 2cm。

（5）确认导管位置：插管完成后，放入牙垫，退出镜片，检查导管位置是否正确。检查方法：用简易呼吸器连接气管导管进行挤压，观察胸廓有无起伏，用听诊器听双肺呼吸音，注意是否对称。若呼吸音对称，提示位置适当；若不对称，说明插管过深，应拔出导管少许，直至两侧呼吸音对称；若未闻及呼吸音，提示导管误入食管，应退出重插。

（6）固定导管：确定气管导管已准确插入气管后，用注射器向气管导管气囊内注入适量空气（一般注 8 ～ 10ml），用长胶布妥善固定导管和牙垫。

（7）连接呼吸机或简易呼吸器进行呼吸支持。

2．经鼻插管术　经鼻插管术适用于病人口腔损伤、张口困难、颅底骨折、下颌活动受限或头部不能后仰等情况。经鼻插管病人易于耐受，尤其适用于需长时间留置气管导管予以呼吸支持者。但操作费时，不易成功，所用气管导管较细而增加气道阻力，同时也不利于呼吸道分泌物的清除，因而临床较少使用。

（五）护理要点

1．严密监测病人的生命体征、神志、脉搏氧饱和度。

2．气管导管要固定牢固并保持清洁。要随时观察固定情况和导管外露的长度。

3．保持导管通畅防止扭曲。定时翻身、拍背、气道湿化，及时吸出气道分泌物，严格执行无菌操作。每次吸痰前滴注气道适量的生理盐水 5 ～ 10ml，每日 200 ～ 400ml。

4．保持口、鼻腔清洁。可用过氧化氢液加生理盐水冲洗口腔，去除口腔异味，减少溃疡发生。以湿棉签擦洗鼻腔、湿润鼻黏膜，保持清洁。

5．拔管前指导病人进行有效的咳嗽训练，拔管后应密切观察病情变化，注意观察病人呼吸的频率、节律及深浅度，保持呼吸道通畅。

考点：气管插管术的护理要点

三、气管切开术

气管切开术是切开颈段气管前壁，放入金属气管套管，建立人工气道进行呼吸的一种手术。可迅速解除或防止呼吸道梗阻，减少呼吸道无效死腔，维持有效通气量。

（一）适应证

1．各种原因引起的喉阻塞和下呼吸道分泌物阻塞。

2．需长时间进行呼吸机辅助呼吸。

3．预防性气管切开，对于某些口腔、鼻咽、颌面、咽、喉部大手术，为了便于麻醉管理和防止误吸，可施行预防性气管切开。

4．气管异物不能经喉取出者。

（二）禁忌证

严重出血性疾病及下呼吸道占位而导致的呼吸道梗阻。

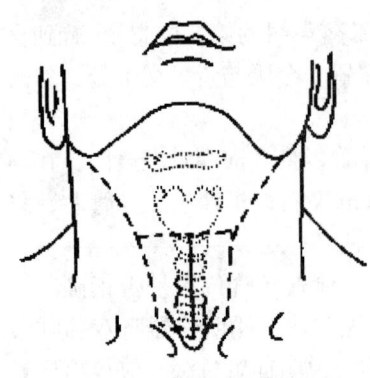

图 10-31　气管切开术部位

（三）术前准备

1．用物准备　气管切开包一套，无菌手套，皮肤消毒用品，局麻药，吸痰管，吸引器，气管套管，呼吸机等。

2．病人准备　对意识清醒的病人说明手术的目的和必要性，给予足够的心理支持，取得病人的理解。

（四）操作方法

1．病人体位　病人取仰卧位，垫肩，头后仰，保持正中位。如呼吸困难严重不能仰卧位，可取半卧位。小儿要注意固定头部。常规消毒，铺无菌巾。

2．麻醉　沿颈前正中上自甲状软骨下缘下至胸骨上窝，用局麻药浸润麻醉。

3．切口　多采用直切口，自甲状软骨下缘至胸骨上窝处，沿颈前正中线做一 3 ～ 5cm 长的切口，逐层暴露气管（图 10-31）。切开第 3 ～ 4 或第 4 ～ 5 气管软骨环，撑开气管切口，吸出气管内分泌物及血液。

4．插入气管套管　以弯钳或气管切口扩张器，撑开气管切口，插入大小适合、带有管芯的气管套管，插入外管后，立即取出管芯，放入内管，吸净分泌物，并检查有无出血。

5．创口处理　气管套管上的带子系于颈部，打成死结以牢固固定。最后用一块开口纱布垫于伤口与套管之间。

（五）护理要点

1．保持病室的安静、清洁、空气新鲜，室温保持在 21℃ 左右，湿度保持在 60% 左右，气管套管口覆盖 2 ～ 4 层无菌盐水纱布，室内经常洒水，或应用湿器，定时以紫外线消毒室内空气。

2．气管套管要固定牢固。松紧以能伸进一指为宜，过紧影响血液循环，过松套管容易脱出。

3．保持套管内管清洁通畅。根据分泌物多少定期冲洗、消毒内套管。内套管每日清洁消毒不少于 4 次，防止分泌物干结阻塞内套管。内套管取出时间不可超过 30 分钟，以免外套管管腔因分泌物干稠结痂而堵塞。充分湿化气道，及时清除气道中的分泌物。吸痰时注意无菌操作，防止感染发生。

4．预防切口感染。保持气管切口处周围皮肤清洁干燥，及时更换敷料。注意观察伤口有无红肿、分泌物增多、分泌物颜色等感染征象。

5．及时处理套管阻塞或脱出。气管切开后病人再次发生呼吸困难，应考虑：①套管内管阻塞：立即拔出套管内管，清洁后再放入；②套管外管阻塞：拔出内管，滴入抗生素药液，吸出管内分泌物；③套管脱出：立即重新插入。

6．密切观察有无出血、皮下气肿、气胸、感染等并发症的发生。

7．拔管护理。拔管前需先堵管，然后再拔管。先将气管切开套管堵塞 1/2，观察 24 ～ 48 小时，若病人呼吸正常且自行排痰可将气管切开套管全部堵塞，继续观察 48 小时，如无不适可考虑拔除气管切开套管。拔管后 1 ～ 2 天，注意观察呼吸情况。

考点：气管切开术的护理要点

四、环甲膜穿刺术

环甲膜穿刺术是抢救现场临时性应急处理措施，常能达到抢救生命的目的，医护人员必须掌握。

（一）适应证

1．各种原因引起的急性上呼吸道完全或不完全阻塞。

2．牙关紧闭且经鼻插管失败。

3．喉头水肿及颈部或面颌部外伤所致气道阻塞需立即通气急救者。

4．气管插管有禁忌证或病情紧急需快速开放气道者。

（二）禁忌证

有出血倾向者。

（三）术前准备

1．用物准备　7～9号注射针头或16号抽血粗针头、无菌注射器、1%丁卡因（地卡因）溶液、T型管、给氧装置。

2．病人准备　向病人说明施行环甲膜穿刺术的目的，消除不必要的顾虑。

（四）操作方法

1．病人体位　病人取去枕平卧或斜坡卧位，头保持正中，尽力后仰。

2．确定穿刺部位　以甲状软骨和环状软骨之间正中处凹陷位上的环甲间韧带作为穿刺部位。常规消毒、铺巾。

3．穿刺　左手示指和拇指固定环甲膜处的皮肤，右手持粗针头在环甲膜上垂直刺入，进入喉腔时有落空感，空针回抽时有气体抽出。固定注射器于垂直位置，注入1%丁卡因溶液1ml，然后迅速拔出注射器，穿刺点用消毒干棉球压迫数秒钟。

4．连接氧气　将针头迅速与T形管一端连接，并通过T形管另一端接氧气。

（五）护理要点

1．接口必须紧密不漏气。

2．注意观察穿刺部位，如有明显出血应注意止血，以免血液反流入气管内造成窒息。

3．密切观察病人的生命体征，特别是呼吸频率及缺氧情况的改善。

4．环甲膜穿刺术仅仅是呼吸复苏的一种急救措施，不能作为确定性处理。因此，在初期复苏后应做好气管切开或立即作消除病因的处理。

第二节　常用急救设备

案例

患者，女，51岁，急性胃肠炎入院。晨起剧烈胸痛，继而意识丧失，触摸颈动脉搏动消失，且呼吸停止。心电图检查显示：QRS波群消失，被大小不等、形态各异的颤动波代替，频率300次/分。患者既往有冠心病史。

思考：

1．该患者初步诊断是什么？

2．应如何救护该患者？

一、除颤仪

电除颤仪是应用电击来抢救和治疗心律失常的一种医疗电子设备。自从其问世以来，大大提高了心搏骤停病人的抢救成功率，故成为非常重要的抢救仪器。临床上分为非同步电复律（又称为心脏电除颤）和同步电复律。

知识链接

非同步电复律（电除颤）：是指不启用同步触发装置，可以在任何时间放电，用于转复心室纤颤。

同步电复律：同步触发装置能利用病人心电图中的 R 波来触发放电，使电流仅在心动周期的绝对不应期中发放，以避免在心室的易损期放电而诱发室颤，可用于转复心室纤颤以外的各类异位性快速心律失常。

（一）适应证与禁忌证

1．适应证

（1）非同步电复律（电除颤）适应证：心室纤颤、心室扑动、无脉性室性心动过速。

（2）同步电复律适应证：心率较快的心房扑动或心房颤动 1 年以上药物治疗无效、室上性心动过速药物治疗无效等。

2．禁忌证

（1）缓慢型心律失常，包括病态窦房结综合征。

（2）洋地黄过量引起的心律失常。

（3）严重水、电解质、酸碱平衡失调，尤其是低血钾与低血镁。

（4）伴有高度或完全性房室传导阻滞的房颤、房扑和房性心动过速。

（5）心房颤动合并明显心脏扩大。

（二）操作程序

1．操作准备

（1）了解患者病情状况、评估患者意识、颈动脉搏动及心电图情况，确认患者需要立即进行电除颤，紧急情况下不用确认。

（2）除颤仪处于完好备用状态，准备导电胶、简易呼吸器、吸氧吸痰装置、抢救车等抢救物品。

2．操作步骤

（1）立即使患者去枕平卧于硬板床上，松开衣扣，暴露胸部，连接心电监护。去除患者身上的金属等导电物质。了解患者既往是否安装了起搏器。

（2）连接除颤仪的地线，接通电源。在两电极板上涂以适量导电胶。

（3）按同步或非同步键，选择除颤能量。同步一般选择< 100J；非同步首次选择200J，失败后增加 100J，但最大不超过 360J。

（4）右侧电极板放在胸骨右缘锁骨中线下（心底部），左侧电极板放在左腋前线内第 5 肋间（心尖部），避开乳头，电极板与皮肤紧密接触，压力适当。

（5）按下"充电"按扭，听到充电完毕声音后，检查术者及他人确无身体接触后，双手同时按下放电键。

（6）除颤后立即给予心肺复苏，继续进行 5 个周期 CPR 后，对患者进行评估，立即通过心电监护仪观察患者是否转为窦性心律，检查皮肤是否有灼伤。如除颤未成功，可再次除颤。

（7）除颤完毕，关闭除颤仪，清洁电极板，整理用物，将除颤仪充电后备用。

3．护理要点

（1）除颤前要正确识别心电图类型，以选择正确的除颤方式。

（2）电极板放置位置要准确，略加压力，与患者皮肤紧密接触，且避开瘢痕和伤口。

（3）电击时任何人不能接触患者及病床，以免触电。

（4）除颤过程中及除颤成功后，均须严密监测并记录心律、心率、呼吸、血压和神志等病情变化。

考点：电除颤仪的操作程序

二、多功能心电监护仪

多功能监护仪是临床常见的用于疾病诊断和病情监测的医疗仪器，可连续监测心电图、呼吸、无创血压、体温、血氧饱和度和脉搏等重要参数。多功能监护仪除能显示各参数的监测情况外，还有报警装置，能将信息储存、回放及传输，对心律失常进行自动分析。因此，多功能监护仪可以将急危重患者的信息及时、准确地向医护人员报告，使医护人员随时监测到患者的病情变化，为临床诊断及救治提供重要的参考指标，是 ICU 必备的监测仪器之一。

（一）适应证与禁忌证

1．适应证 各种危急重症病人和抢救病人的监护；手术中或手术后患者的监护；心脏起搏器植入术前、后的患者心率的监护及起搏效果的观察。

2．禁忌证 心电监护仪的使用无绝对禁忌证。

（二）操作程序

1．操作准备

（1）评估患者：病人的年龄、病情、意识状态和生命体征等；病人胸前区皮肤和指（趾）甲的情况；病人有无紧张、焦虑和恐惧等心理反应。

（2）操作者准备：衣帽整洁，洗手；了解患者病情及使用监护仪的目的和操作方法。

（3）病人准备：①病人及家属了解使用监护仪的目的、方法、注意事项及配合要点，愿意接受和配合；②根据病情，病人可采取平卧位、半卧位或侧位，感觉舒适；③清洁粘贴电极片部位的皮肤，有胸毛者应剃除，尽可能减低皮肤电阻；④清洁指甲，选择合适的指甲，避开外伤、瘫痪、涂指甲油的手指或足趾。

（4）用物准备：多功能监护仪一台，心电、血压、SpO_2 导联线，血压袖带，SpO_2 探头，电极片数片（3～5 个），生理盐水棉球或纱布，75% 酒精和重症监护记录单。

（5）环境准备：室内温度、湿度适宜，环境安静、整洁、光线充足，无电磁波干扰。

2．操作步骤

（1）核对病人信息：携用物到病人床旁，核对床号和姓名，做好解释和安慰工作，以取得病人的合作。

（2）开机、仪器自检：连接电源插头，开启心电监护仪的电源开关，待仪器自检后，自动进入主屏。

（3）皮肤准备：暴露胸部，用纱布蘸 75% 酒精清洁放置电极片部位的皮肤，待干。

（4）安放电极，监测 ECG：粘贴电极片，将电极片连接至心电导联线上。电极片贴于患者胸部正确位置，注意避开伤口、除颤部位、骨突以及患有皮疹、皮炎处。选择模拟导联，一般常规选用胸前综合导联，该导联记录的心电图图形比较清晰，受肢体活动干扰少，保证了心电波形及心率数值正常。临床上心电监护仪的导联装置有 3 导联和 5 导联装置两种。常用的 5 导联电极安放部位（表 10-1）。

表 10-1　多参数监护仪 5 导联名称和安放部位

导联名称	电极位置	颜色
RA	右锁骨下窝（右锁骨中点外下方）	白色
LA	左锁骨下窝（左锁骨中点外下方）	黑色
LL	左肋缘下（左腹部外侧）	红色
RL	右肋缘下（右腹部外侧）	绿色
V	胸骨右缘第 4 肋（多选 V1 或 V5 位置，也根据心肌缺血的部位选择）	棕色

注：电极安放位置并不是绝对的，如胸腹手术可将 RA、LA 电极移至背部及肩膀处。

（5）监测血压：将袖带平整缠于上臂中部，距肘窝 2 ~ 3cm，松紧适宜。

（6）监测动脉血氧饱和度：将血氧饱和度探头夹于患者某手指上，将氧饱和度电极有光源一面置于患者的指（趾）甲背面，确保血氧饱和度波形和数值正常。

（7）主屏设置调节参数：进入监护仪设置，选择病人类型（默认为成人）及监护类型（标准和外科等）。输入病人的资料，分别调节 ECG、SpO_2、R 和 NIBP 等参数及相关信息。

（8）开始监护：设置完毕，返回主屏界面，监护仪自动开始监护。

（9）固定导线：对躁动病人，应固定整理好电极和导线，避免电极脱落以及导线折叠缠绕。

（10）健康指导：根据病情协助患者取合适卧位，为患者扣好衣服，盖好被子。清醒病人询问感受，向病人和家属交代注意事项。

（11）用物处理：洗手，整理用物，垃圾按要求分类处理。

（12）观察记录：观察心率、心律、心电图波形、脉搏、血氧饱和度和血压等，并及时记录于重症监护记录单上，发现异常及时处理。

（13）停止监护：病情好转，根据医嘱停止监护，向患者说明，取得合作后关机。应先取下心电导联线及电极片、SpO_2 探头和血压袖带，清洁病人的皮肤，再关闭电源开关，拔出电源插头。清洁消毒仪器，有序放置相关附件，放置于指定地点，充电备用。

（四）护理要点

1. 调整有实际意义的报警界限。密切观察、记录心率、心律、心电图波形、SpO_2 和血压情况，及时、正确处理报警、排除故障干扰，发现异常及时通知医师。

2. 安放电极片　①贴电极片前应先清洁局部皮肤，电极片与皮肤应紧贴、平整；②为了除颤时放置电极板，粘贴电极片时应避开除颤的位置；③为患者翻身时应避免将电极拉脱；④定期观察患者粘贴电极片处的皮肤，连续监测 72 小时需更换电极片和电极片的位置，以防过久刺激皮肤，若对电极片有过敏迹象，则每天更换电极片或改变电极片的位置；⑤告知患者不要自行移动或摘除电极片，避免在监测仪的附近使用手机，以免干扰监测波形。

3．监护仪胸前综合导联所描记的 ECG 监测不能替代常规的心电图检查。

4．密切监测血压时，每 4～6 小时更换袖带部位，避免皮肤损伤，袖带定期清洁消毒；若在正确的测量方法下对监测的数值产生怀疑时，应更换其他测量方法。

5．长时间将 SpO_2 传感器放在一个手指上，可导致局部皮肤变红、起疱，还可能引起局部缺血，影响血液循环及测量精确度，应每隔 2 小时观察测量部位的末梢循环情况和皮肤情况，并更换传感器的安放部位。

6．定期维修和保养，显示器可用软布蘸清水擦试，定期消毒袖带、导线等。

> **考点：** 心电监护仪的操作程序

三、微量输液泵

输液泵是指机械或电子的控制装置，通过作用于输液导管以达到控制输液速度的目的。因其具有体积小，操作简单，使用方便，节省人力，且准确、微量、定量控制给药剂量和给药匀速等特点而广泛应用于临床。适用于进行输注胃肠外营养、血管活性药物、化疗药、催产药、麻醉药等需要精确控制输液速度的病人，是重症监护病房必备医疗仪器之一，已广泛地应用于我国医院的急诊室、重症监护病房等科室。

知识链接

微量输液泵的种类很多，但其主要组成与功能是大体相同的。一般由微机系统、驱动机构、监测装置、报警装置和输入显示面板等 5 部分组成。

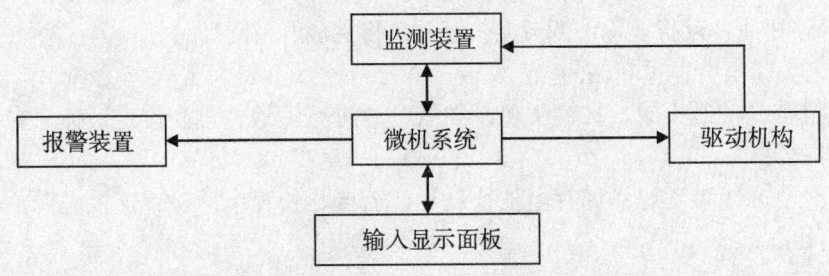

可分为容积控制型（ml/h）和滴数控制型（drip/min）两种，前者输注计量较为准确，使用中只需设定所需输液总量及每小时的速率，输液泵便按设定的方式工作，并自动进行参量的监视，在临床上较为常用。

（一）适应证

凡要求定剂量、定时间输入患者体内的药物、液体等治疗；需要应用输液泵快速补液的休克患者；需要控制 24 小时液体量的连续输液患者；需要输液速度缓慢而均匀的心力衰竭患者；需要根据病情不断调整给药速度或浓度的心律失常患者；需根据一天所给液体总量计划每小时补液量者；人工气道的持续气道湿化者。

（二）操作程序

1．连接　保证可靠的安装，输液瓶的位置不低于输液泵。排空输液器内的气体后，关闭调节夹。

2．开启泵　按【○/☉】键开启泵，机器进行自检，同时屏幕显示，自检后绿色主电源或黄色电池指示灯亮，伴随着短促声音。

3．安放输液管　①打开泵门，由上至下安装输液管；②关闭泵门（泵管自动复位）。

4．进行静脉穿刺（或与病人穿刺部位相连接）。

5．设定输液速率（0.1～600ml/h）或输入液体总量、滴入时间并检查，如需要更改，按【C】键清除，再输入新的速率。如超出常规速率范围时，可使用快速输注功能。

6．开始运行　按【STAR/STOP】键，屏幕显示出移动的运行标记，绿色运行指示灯由暗变亮。

7．停止输液　①按【STAR/STOP】键，关闭输液管上的调节夹；②按下门锁开启泵门，由下至上摘除输液管；③按【○/☉】键2秒后可关闭输液泵。④做好输液工作记录、清理用物、整理床单位。

（三）常见报警的预防及处理

输液泵出现报警的处理原则：①从报警指示区内判断报警原因，按下"静音"或"停止"键，使报警铃停止；②根据不同的报警原因进行分析，作出相应的处理；③处理后，再按启动键，观察输液通畅情况。

1．气泡报警　管路中有气泡，仪器停止工作，声光报警。应先夹闭输液管，再打开泵门，取出输液管检查是否有气泡，重新排气后，安装，并再次启动输液。

2．堵塞报警　输液管路扭曲、折叠、受压，调节夹未处于开放状态，或针头凝血堵塞、输液外渗等，仪器停止工作。

（1）静脉输液穿刺处出现渗出、肿胀或针头堵塞等，应立即拔针，重新穿刺输液。

（2）如输液管路扭曲、反折或输液调节夹未开放，将其放开解除即可。

3．输液泵门未关紧报警，重新关门。

4．输液结束报警输液结束时，按键关机。如需继续进行输液，重新设定液体总量，更换下组需输入的药物。

5．低电压报警电源接触不好而储存电池快耗尽，需要尽快充电。检查连接电源，仪器应处于充足电备用状态。

（四）护理要点

1．输液管选择　为保证输液药物剂量和速度的准确性，应尽量选择与输液泵配套的输液管路。持续输液时，每24小时更换1套输液管路。

2．报警有效　使用前自检时，一定要保证报警声可以被听见，正确设定输液速度及参数，防止错误设定而延误治疗。发生报警时，及时排除报警和故障，防止液体输入失控。

3．安全管理　告知病人不可随意碰触输液泵。输液泵应牢固放置稳妥，避免摔落。特殊用药时，需有特殊标记，避光药物应使用避光的输液泵管。

4．加强巡视　管道连接是否紧密、接头有无脱落等；穿刺部位有无发生液体外渗；躁动病人可适当约束输液肢体；突然停电时，应检查输液泵是否正常工作，尤其在输注血管活性药物时。

（五）仪器的保养与维护

1．清洁干燥　保持机器的清洁干燥，防止液体进入泵内，造成机器损坏。使用后可用柔软的棉布擦拭仪器表面，清洁时禁用有机溶剂，清洁后充分干燥，至少30分钟后才可开机。

2．充电备用　输液泵用后及时充电，完全充电需要 16 小时。放置固定位置于通风干燥处。

3．专人负责　应由专人保管、保养、检测，确保处于完好备用状态。机器出现故障时，必须由专业技术人员进行维修，不可自行打开修理。定期对输液泵进行清洁检测保养，并记录。

考点：微量输液泵的操作程序

四、微量注射泵

针筒微量注射式输液泵又称微量泵，它是一台由微电脑控制、精确控制小剂量静脉给药的速度和单位时间内的给药量，并配备有报警系统，以保持持续、匀速给药的活塞型注射装置。速度调节幅度基本可精确到 0.1ml/h，既减轻了护理人员的工作量，又可提高注射药物的安全性。目前，临床上使用有单通道、双通道和多通道微量注射泵，可同时应用两种或多种药物分别进行静脉控制注射。

（一）适应证

所有需限定给药时间、给药浓度或给药速度的静脉推注的药物。

（二）操作程序

1．核对病人信息　备齐用物，检查注射泵完好备用，携至床旁，核对患者床号和姓名，做好操作前的解释工作。

2．准备药液、连接延长管　检查延长管质量，并将其与抽好药的注射器相连接，排尽空气。

3．放置注射泵并连接电源　将注射泵的固定夹固定于输液支架上，水平位放置注射器，固定处尽量靠近穿刺部位。按电源键【○/⊙】键开启泵，机器进行自检，同时伴随着短促声音。

4．固定注射器　将已抽好药液的注射器放置于安装槽内，注意注射器尾端圈边应卡入微量泵的驱动杆的后座，旋转压杆使之压住并卡紧注射器，注射泵自动识别注射器型号。

5．设置参数　按数据输入键设置所需的速度（ml/h），范围为 0.01～99.99ml/h。

6．启动推注　再次核对床号和姓名，确定药物和设定速度无误后，可使用快速输注键【BOL】＋【F】，进行再次排气，确认注射器及连接管中内不含气泡。

7．进行静脉穿刺（或与病人穿刺部位相连接），按【STAR/STOP】开始静脉注射。

8．停止注射泵　按【STAR/STOP】键，撤下注射泵上的注射器及泵管。

（三）常见报警的预防及处理

1．药液结束前报警　注射余量接近 2ml 时发生声光报警，提示药液将尽。按"静音"键，继续泵入，并尽快准备配制需要更换的药物。更换药物时，应先暂停微量泵输注，夹闭静脉通道，取出注射器。更换完毕后，将注射器放回微量泵，复查注射程序无误后，再按启动键重新开始注射。

2．阻塞报警　如出现针头阻塞、延长管扭曲、反折或三通阀未打开，延长管压力增加到一定限度时会出现报警。检查并解除阻塞，针头阻塞者需更换针头重新穿刺。

3．药液外渗报警　输液穿刺处药物外渗或局部肿胀，应拔出针头，更换穿刺部位。

4．低电压报警　电源接触不好而储存电池快耗尽，需要尽快充电。检查连接电源，仪器应处于充足电备用状态。

5．注射器安装不当报警　注射器必须正确放置于微量泵，否则将导致注射器规格不被确认，而使仪器无法运行。检查注射器圈边和推进器是否安装正确，安全支架是否卡紧。

（四）护理要点

1．用药安全　为使给药剂量准确，应选择与注射泵配套的注射器。需避光的药物，应使用避光注射器抽取药液，并使用避光延长管。注意药物配伍禁忌，严格检查药液，保证安全注射。

2．注射部位　应选择血管较粗直、易于固定并便于观察的部位进行静脉穿刺，对老年病人尽量避免下肢穿刺输液。注射泵输液为专用通道，尽量不与其他药物共用一条血管。

3．报警设置　注射泵使用前自检时，一定要确保其报警声可以被听见，根据用药原则、病人的病情及药物性质，遵医嘱设定注射参数。

4．加强巡视　微量注射泵使用过程中嘱患者尽量避免肢体活动，不要自行调节推注速度。严密观察病人全身及局部反应，及时处理故障。观察注射泵工作状态，注意泵管及针头有无脱落，如被污染需及时更换。严格交接注射泵的开始时间、所剩药量、药物浓度及速度等。

5．规范使用　为防止空气进入，在微量泵启动之后再与患者相连接，更换注射器时需暂时停机。连续注射 24 小时以上的病人需每日更换注射器和延长管。

6．静脉回血处理　根据所用药物性质和回血量采取相应的措施，如硝普钠、硝酸甘油或多巴胺注射液等药物不能简单地按快速输注键，应将装有生理盐水的 10ml 注射器直接连接头皮针，将回血缓慢推入；如回血较多至延长管时，应更换注射泵的延长管，切勿将针头接在延长管上直接推入药液，以免给药剂量过大。

（五）仪器的保养与维护

1．清洁干燥　使用时应轻拿轻放，保持仪器清洁干燥和防止液体滴入泵内造成机器失灵。每次使用后，用 75% 酒精擦拭推进器和导轨摩擦处。可用纱布蘸 75% 酒精消毒擦拭机壳，消毒后需充分干燥，至少 30 分钟后才能开机。

2．充电备用　注射泵使用后应及时充电，放置固定位置于通风干燥处，备用。

3．专人负责　注射泵由专人保管，定时清除泵表面的污迹及尘埃。定期对仪器进行清洁检测保养，检测注射泵速率是否准确。

五、呼吸机

呼吸机是利用机械进行人工通气，作为急、慢性呼吸衰竭的一种治疗设备，目前已广泛应用于重症监护、手术麻醉和急救复苏等领域，可以有效地缓解呼吸衰竭，提高急危重症患者的抢救成功率。

（一）目的

1．维持代谢所需的肺泡通气　这是治疗的基本目的。应用气管插管或气管切开保持呼吸道通畅，加上正压通气以维持足够的潮气量，保证病人代谢所需的肺泡通气。

2．纠正低氧血症和改善氧运输　呼吸机的应用可改善换气功能。近年来由于应用了呼气末正压通气（PEEP）等方法，可使肺内气体分布均匀，纠正通气／血流比例失调，减少肺内分流，提高氧分压。

3．减少呼吸功　应用机械通气可减少呼吸肌的负担，降低氧耗量，有利于改善缺氧，同时也可减轻心脏的负荷。

（二）适应证

1. 急性缺氧和CO_2气体交换障碍　各种原因引起的急性缺氧和CO_2气体交换障碍导致的呼吸停止或通气不足。如急性呼吸衰竭、慢性呼吸衰竭急性加重、呼吸窘迫综合征（ARDS）、中枢性呼吸衰竭、周围性呼吸衰竭、严重胸部创伤等。

2. 预防性短暂呼吸机支持　手术麻醉的苏醒、重大的外科手术后、小儿心胸外科等，为预防术中术后呼吸功能紊乱，进行通气支持。

3. 其他　呼吸功能不全者需进行纤维支气管镜检查；颈部和气管手术者，通常采用高频通气支持。

（三）禁忌证

呼吸机使用无绝对的禁忌证，但有一些特殊疾病，需做必要处理或需采取特殊的机械通气手段，归结为相对禁忌证：①未经引流的气胸与纵隔气肿；②大量胸腔积液；③伴肺大疱的呼吸衰竭；④大咯血或严重误吸引起的窒息性呼吸衰竭；⑤严重心力衰竭继发的呼吸衰竭；⑥低血容量性休克未纠正；⑦支气管胸膜瘘；⑧急性心肌梗死；⑨肺组织无功能。

（四）操作程序

1. 操作准备

（1）评估患者：评估患者的年龄、体重、病情、意识、是否有呼吸功能不全及发病的相关因素；是否建立了人工通气道（气管插管或气管切开）；有无紧张、焦虑和恐惧等心理反应；清醒的患者对使用呼吸机的相关知识的了解情况。

（2）操作者准备：衣帽整洁，洗手，戴口罩。熟悉各种呼吸机的原理和操作方法。

（3）患者准备：使患者及家属了解使用呼吸机的目的、方法、注意事项、并发症及配合要点，并签署知情同意书，愿意接受和配合。

（4）用物准备：呼吸机及其管道、湿化器、无菌蒸馏水、完整的供氧设备、吸痰装置和用物，多功能监护仪、管道固定夹、模拟肺、电插板和抢救药物等。

（5）环境准备：环境整洁、安静，空气清新，湿度和温度适宜。

2. 操作步骤

（1）呼吸机准备：连接呼吸机管道和模拟肺，连接电源和氧气装置。

（2）开机自检：接通电源，打开呼吸机和加温湿化器开关，待呼吸机自检，确认呼吸机正常运作。加温湿化器通电加温 5 分钟后方可给患者使用，温度一般设置为 32 ～ 36℃。

（3）正确选择通气模式：根据患者需要在呼吸机面板上选择通气模式。

（4）设置和调节通气参数及报警上下限：根据患者情况设定各参数（表 10-2）。高压报警界限为 1.5 ～ 6kPa，低压报警界限为 0.4 ～ 3.4kPa。

表 10-2　呼吸机主要参数的设置

项目	数值
呼吸频率（R）	10 ～ 16 次 / 分钟
每分钟通气量（VE）	8 ～ 10L/min
潮气量（Vr）	10 ～ 15ml/kg（通常在 600 ～ 800ml）
吸呼比（1/E）	1：1.5 ～ 2.0
呼气末正压（PEEP）	0.49 ～ 0.98kPa
吸氧浓度（FiO_2）	30% ～ 40%（一般应 < 60%）

（5）连接人工气道：待模拟肺充气正常，再次确认管道连接正确，仪器无漏气无报警后，协助患者取舒适体位，取下模拟肺，连接患者的人工气道。

（6）观察通气效果：密切观察患者呼吸改善的情况，通气量合适时患者两侧胸壁运动对称，听诊两肺呼吸音清晰、一致。生命体征平稳，呼吸机与患者呼吸一致，提示机器工作正常。

（7）用物处理与健康指导：洗手，整理床单位，物品归还原处。向患者及家属交代呼吸机使用过程中的要求和注意事项。

（8）观察和记录：严密监测生命体征、皮肤颜色和血气分析结果，并做好记录，登记呼吸机开始使用的时间、有关呼吸模式及参数设置情况。

（五）护理要点

1．严密监测病情　观察患者原发病、生命体征、皮肤颜色、胸廓起伏和缺氧的改善等情况。使用呼吸机30分钟后做动脉血气分析。根据动脉血气分析的检测结果，随时调整呼吸机各种参数。重视报警信号并及时处理，保持呼吸道通畅。

2．预防院内感染　按医院感染管理规范，进行有效的洗手，是防止呼吸机相关性肺炎（VAP）最重要和最简便易行的措施。氧气面罩和一次性雾化吸入面罩专人专用。加强患者营养，做好生活护理，特别是口腔和皮肤护理。

3．加强安全管理　使用呼吸机期间，患者床旁备有简易呼吸囊、吸痰和供氧装置。若患者严重缺氧，应立即寻找原因（如套管口是否紧贴气管壁等）并及时处理。应锁住呼吸机可移动的轮子，防止滑动；保持机器与患者之间有一定的距离，防止患者触摸或调节旋钮。呼吸机管道应妥善固定，避免过分牵拉。在协助患者进行翻身、拍背时，应调节呼吸机支架，预留出一定空间。

（六）呼吸机的撤离

1．撤机指征　①导致呼吸衰竭的原发病因已去除，病人自主呼吸能力强，咳嗽反射良好；② $FiO_2 < 40\%$ ；③血气分析正常。

2．方法　根据不同病情选用适当的撤机方法。

（1）直接撤机：适用于原心肺功能好，支持时间短的病人；病人自主呼吸良好，且不耐受气管插管，直接撤离呼吸机，让其自主呼吸。测量潮气量 > 5ml/kg，RR > 10次/分，MV > 0.1L/kg，咳嗽反射恢复，可拔除气管导管。必要时经面罩或鼻导管吸氧。

（2）呼吸机过渡：可用 SIMV、PSV、MMV、VS 等模式过渡。

（3）间接撤机：如射流给氧、"T"型管给氧等，注意监测 SpO_2 ，逐渐延长脱机时间，宜在白天进行。

3．停机后监护　密切观察病人的呼吸情况，一旦出现以下变化，应立即行二次插管机械辅助通气：①烦躁不安、发绀、呼吸频率明显加快，出现三凹征、鼻翼扇动等呼吸困难表现；②心脏手术后病人出现低心排量；③拔管后喉头水肿或痉挛导致通气困难；④心率增快或减慢，血压下降或突然出现心律失常；⑤ $PaO_2 \leq 8kPa$ （60mmHg），$PaCO_2 \geq 6.7kPa$ （50mmHg）。停机后，病人由于长时间的气管内刺激，常有咳嗽、痰液黏稠，应加强呼吸道湿化，鼓励病人咳痰。疑有喉头水肿者可适当用地塞米松喷喉或静脉滴注。

考点：呼吸机的操作程序

小结	常用急救技术和设备在院前急救、急诊科救护、重症监护病房救护中起着至关重要的作用。本章内容主要包括急救技术的适应证、禁忌证、操作方法、护理要点及常用急救设备的目的、适应证、操作程序、护理要点等。要学会常用急救技术和设备的操作或配合操作及护理的相关知识，以便更好地主动配合医师救护患者，提高救护成功率。

（高占玲　王　璇）

《急救护理学》课程教学大纲

一、课程性质与任务

　　《急救护理学》是护理学专业的主要课程之一。是学生学习专业基础课(如正常人体结构、人体功能、病理、药理、免疫)以及专业技术课（护理学导论、基础护理技术、健康评估等）之后开设的临床护理课程。它要求学生能够综合运用学过的基础医学、基础护理学、健康评估以及内、外护理等相关课程的理论知识与操作技能，结合急救护理的基本理论、知识和技能，有效地救治与监护临床常见的急危重症病人，是护理专业中一门重要的专业技术课。本课程重点介绍院前急救、急诊科救护、危重症监护、心肺脑复苏、休克和急性脏器功能衰竭、急性中毒、意外伤害病人的病情评估、救治原则和护理及常用急救技术和设备。

二、课程教学目标

　　依据三年制护理专业全面推进素质教育、面向社会、适应未来社会岗位竞争需要的培养目标，本课程的教学目标是：通过课堂教学与实践教学，使本专业学生了解急救护理的研究范畴、急诊医疗服务体系的组成及管理；熟悉常用的监护技术；掌握适应临床岗位需要的急危重症的救治原则和护理及常用急救护理基本技术；具有运用这些理论知识与技术对常见急危重症患者进行急救与护理的能力。具体的知识、能力、素质目标分述如下：

【知识教学目标】

　　1. 掌握常用急救护理基本技术；常见急危重症的救治原则和护理；重症监护及院前救护。

　　2. 熟悉各系统急症的生理、病理的变化、临床表现和诊断。

　　3. 了解急救护理学的知识范畴、发展方向、重要地位及作用。

【能力培养目标】

　　1. 能运用急救护理学知识与技术进行院前急救。

　　2. 能对急救患者进行正确病情评估与护理。

【素质教育目标】

　　1. 专业思想巩固，热爱护理专业。

　　2. 具有严谨求实的科学态度和救死扶伤的人道主义精神，有关心患者、勇于献身的良好职业道德风尚。

　　3. 具有认真求实、勤奋好学、刻苦钻研、勇于实践、善于自学的优秀品质。

　　4. 在护理实践中，能关心、尊重和爱护急危重患者。

三、教学时数分配与安排

　　按照教学计划规定，本课程共44学时，仅供护理学专业使用，其中理论教学为30学时，实训为14学时。其学时分配与安排列表如下：

教学内容	总学时	理论学时	实训学时
第一章　绪论	1	1	0
第二章　院前急救	3	3	0
第三章　急诊科救护	2	2	0
第四章　危重症监护	4	4	0
第五章　心肺脑复苏	6	2	4
第六章　休克	2	2	0
第七章　急性脏器功能衰竭病人的救护	4	4	0
第八章　急性中毒病人的救护	4	4	0
第九章　意外伤害病人的救护	4	4	0
第十章　常用急救技术与设备	14	4	10
合计	44	30	14

四、教学内容与要求

第一章　绪论

【知识教学目标】

熟悉急救护理学的范畴及急诊医疗服务体系的组成；了解急救护理学的发展史、急救护理工作特点及急救护士的职业要求。

【能力培养目标】

具有接受急救护理新知识、新理论、新技术的能力。

【教学内容】

一、急救护理学的发展史

二、急救护理学的范畴

三、急诊医疗服务体系

四、急救护理工作的特点及要求

第二章　院前急救

【知识教学目标】

1．掌握院前急救的原则、转运及途中监护的注意事项。

2．熟悉院前急救的任务、特点、院前急救的组织体系及院前急救"生存链"。

3．了解我国院前急救服务系统设置与管理。

【能力培养目标】

具有进行院前急救及护理的能力。

【教学内容】

第一节　概述

一、院前急救的重要性

二、院前急救的特点

三、院前急救的任务

四、院前急救的原则

五、我国院前急救服务系统设置与管理

第二节　院前急救的工作程序

一、紧急呼救

二、现场评估

三、现场救护

四、转运及途中监护

第三节　院前急救的生存链

一、第一环节——早期通路

二、第二环节——早期心肺复苏

三、第三环节——早期心脏除颤

四、第四环节——早期高级心肺复苏

第三章　急诊科救护

【知识教学目标】

1．掌握急诊护理工作流程、分诊技巧、病情分类及急诊处理。

2．熟悉急诊科的任务、急诊护理工作特点。

3．了解急诊科的设置与护理管理。

【能力培养目标】

能说出急诊科的任务、急诊科的设置及急诊科护理工作特点。

【教学内容】

第一节　急诊科的任务与设置

一、急诊科的任务

二、急诊科的设置

第二节　急诊科护理工作

一、急诊护理工作特点

二、急诊护理工作流程

第三节　急诊科护理管理

一、急诊科护理组织管理形式

二、急诊科的护理质量管理

三、急诊科主要规章制度

四、急诊科的设备管理

第四章　危重症监护

【知识教学目标】

1．掌握重症监测技术如血流动力学监测、心电图监测、呼吸监测、体温监测、脑功能监测、肾功能监测、动脉血气和酸碱监测的常见监测指标的正常值及临床意义。

2．熟悉 ICU 管理。

3．了解 ICU 设置。

【能力培养目标】

掌握重症监测技术。

【教学内容】

第一节　ICU 的设置与管理

一、ICU 的设置

二、ICU 的管理

第二节　ICU 监测技术

一、血流动力学监测

二、心电监测

三、呼吸系统监测

四、体温监测

五、脑功能监测

六、肾功能监测

七、动脉血气和酸碱度监测

第五章 心肺脑复苏

【知识教学目标】

1．掌握心肺脑复苏中的基础生命支持，复苏后的监护。

2．熟悉心搏骤停的临床表现与诊断，心肺脑复苏中的进一步生命支持和延续生命支持。

3．了解心搏骤停的原因和分类。

【能力培养目标】

掌握心肺复苏术。

【教学内容】

第一节 心搏骤停

一、心搏骤停的原因

二、心搏骤停的类型

三、心搏骤停的临床表现与诊断

第二节 心肺脑复苏

一、基础生命支持

二、进一步生命支持

三、延续生命支持

第三节 复苏后的监护

一、脑缺氧的监护

二、循环系统的监护

三、呼吸系统的监护

四、肾功能的监护

五、酸碱平衡的监护

六、加强基础护理

第六章 休克

【知识教学目标】

1．掌握休克的救护原则与护理措施。

2．熟悉休克的病情评估与病情判断。

3．了解休克的病因、分类及休克的病理生理与临床联系。

【能力培养目标】

具有对休克进行急救护理的能力。

【教学内容】

第一节 概述

一、病因与分类

二、病理生理

第二节　病情评估

一、护理评估

二、病情判断

第三节　休克的急救与护理

一、休克急救处理的基本原则

二、护理措施

第七章　急性脏器功能衰竭病人的救护

【知识教学目标】

1．掌握脏器功能衰竭的监测、防治和护理重点。

2．熟悉各脏器功能障碍的判断与脏器功能衰竭的诊断。

3．了解脏器功能衰竭的病因、诱发因素、发病机制及预后。

【能力培养目标】

具有对多器官功能障碍综合征进行监测、防治和护理的能力。

【教学内容】

第一节　急性心力衰竭

一、病因与诱因

二、病情评估

三、治疗与护理

第二节　急性呼吸衰竭

一、病因

二、病情评估

三、治疗与护理

第三节　急性肝衰竭

一、病因

二、病情评估

三、治疗与护理

第四节　急性肾衰竭

一、病因

二、病情评估

三、治疗与护理

第五节　多脏器功能障碍综合征

一、病因与发病机制

二、病情评估

三、治疗与护理

第八章　急性中毒病人的救护

【知识教学目标】

1．掌握急性中毒的急救原则与护理，有机磷杀虫药、急性一氧化碳、镇静安眠药、急性酒精中毒的救治原则、急救措施与护理。

2．熟悉急性中毒的病情评估，有机磷杀虫药、急性一氧化碳、镇静安眠药、急性酒精中毒的病情评估。

3．了解毒物的体内过程、中毒机制及有机磷杀虫药、急性一氧化碳、镇静安眠药、急性酒精中毒的病因与发病机制。

【能力培养目标】

具有对急性中毒进行急救护理的能力。

【教学内容】

第一节　概述

一、病因

二、毒物在体内的代谢过程

三、中毒机制

四、病情评估

五、救治原则

第二节　急性有机磷杀虫药中毒病人的救护

一、病因及中毒机制

二、病情评估

三、急救措施

四、健康指导

第三节　镇静催眠药中毒病人的救护

一、病因及中毒机制

二、病情评估

三、急救措施

四、健康指导

第四节　急性一氧化碳中毒病人的救护

一、病因及中毒机制

二、病情评估

三、急救措施

四、健康指导

第五节　急性酒精中毒病人的救护

一、病因及中毒机制

二、病情评估

三、急救措施

四、健康指导

第九章　意外伤害病人的救护

【知识教学目标】

1．掌握中暑、淹溺与触电的现场急救方法。

2．熟悉中暑、淹溺与触电的临床表现及防范措施。

3．了解中暑的病因与发病机制，淹溺常见情况及病理生理变化，触电方式、发病机制及影响触电损伤程度的因素。

【能力培养目标】

具有对中暑、淹溺与触电进行急救护理的能力。

【教学内容】

第一节　中暑病人的救护

一、病因及发病机制

二、病情评估

三、现场救护

四、医院内救护

五、护理措施

六、健康指导

第二节　淹溺病人的救护

一、病因及发病机制

二、病情评估

三、现场救护

四、医院内救护

五、护理措施

六、健康指导

第三节　电击伤病人的救护

一、病因及发病机制

二、病情评估

三、现场救护

四、医院内救护

五、护理措施

六、健康指导

第十章　常用急救技术和设备

【知识教学目标】

1．掌握外伤止血、包扎、固定、搬运技术，气管插管术、气管切开术、环甲膜穿刺术的配合操作及护理，电除颤仪、心电监护仪、微量输液泵、微量注射泵、呼吸机使用的物品准备及操作方法。

2．熟悉气管插管术、气管切开术、环甲膜穿刺术的适应证，电除颤仪、心电监护仪、微量输液泵、微量注射泵、呼吸机使用的适应证和注意事项。

3．了解管插管术、气管切开术、环甲膜穿刺术及电除颤仪、心电监护仪、微量输液泵、微量注射泵、呼吸机使用的禁忌证及报警的预防和处理。

【能力培养目标】

能在老师的指导下进行外伤止血、包扎、固定和搬运，电除颤仪、心电监护仪、微量输液泵、微量注射泵、呼吸机使用的物品准备及操作方法。

【教学内容】

第一节　常用急救技术

一、创伤现场急救技术

二、气管插管术

三、气管切开术

四、环甲膜穿刺术

第二节　常用急救设备

一、除颤仪

二、多功能心电监护仪

三、微量输液泵

四、微量注射泵

五、呼吸机

五、实践教学环节与要求

根据本课程的能力培养目标，实践教学环节与要求，列表如下：

教学内容	总时数	实训内容及能力培养要求	学时	实践教学方式
第五章　心肺脑复苏	6	1．口对口人工呼吸及胸外心脏按压	4	1．急救护理实训室
		2．能正确实施口对口人工呼吸及胸外心脏按压	2	2．医院急诊科 3．考核
第十章　常用急救技术与设备	14	1．创伤现场救护技术	4	1．急救护理实训室
		2．气管插管、气管切开及环甲膜穿刺术	2	2．医院急诊科 3．医院病房
		3．常用急救设备实践操作	4	
		4．会进行止血、包扎、固定和搬运的现场操作；能熟练进行救护技术的配合操作；能熟练进行急救和设备的临床实践操作	4	

六、使用说明

1．使用对象与参考学时　本教学大纲主要供高职高专 3 年制护理专业教学使用，总学时不应低于 36 学时。各学校可根据本校具体条件对内容进行适当调整与选择。

2．本大纲教学内容以"基本理论知识、基本实践技能、基本态度方法"为原则，强化专业培养目标，体现综合化特点，做到"科学性、先进性、适用性、启发性和思想性"的统一。

3．大纲中的课程目标分为掌握、熟悉和了解三级要求，掌握的内容是指应深刻理解，全面掌握并能灵活应用的重点内容，教师应重点讲授；了解的内容是指学生应简单认识，较为次要的内容，教师在教学中可简要介绍或由学生自学；熟悉的内容介于掌握和了解之间。

4．本课程为考试课，主要考核学生对急救护理知识和技能的掌握程度。通过平时提问、阶段测试、期末考试和技能考核等多种形式综合考评，使学生既能掌握课堂知识，又能为将来职业岗位需求奠定基础。

参考文献

[1] 周秀华. 急危重症护理学. 2版. 北京：人民卫生出版社，2005.

[2] 刘均娥. 急诊护理学. 2版. 北京：北京大学医学出版社，2007.

[3] 狄树亭，姜志连，雷芬芳. 急救护理技术. 武汉：华中科技大学出版社，2010.

[4] 万晓燕，杜利. 急救护理. 湖北：湖北科学技术出版社，2011.

[5] 谭进. 急救护理. 2版. 北京：高等教育出版社，2011.

[6] 孙永显. 急救护理. 北京：人民卫生出版社，2010.

[7] 白人骈. 急救护理. 北京：高等教育出版社，2008.

[8] 席淑华. 实用急诊护理. 上海：上海科技出版社，2012.

[9] 刘化侠. 急危重症护理学. 北京：人民卫生出版社，2007.

[10] 刘旭平. 重症监护技术. 北京：人民卫生出版社，2008.

[11] 王懿. 重症监护仪器使用与维护. 北京：人民卫生出版社，2008.

[12] 李树东. 急救护理技术. 北京：人民卫生出版社，2008.

[13] 孙菁. 急重症护理学. 北京：人民卫生出版社，2004.

[14] 王平. 急危重症护理学. 北京：人民军医出版社，2007.

[15] 尤黎明. 内科护理学. 4版. 北京：人民卫生出版社，2006.

[16] 刘书祥. 急重症护理学. 上海：同济大学出版社，2008.

[17] 陆再英，钟南山. 内科学. 7版. 北京：人民卫生出版社，2008.

[18] 曹维新. 外科护理学. 北京：人民卫生出版社，2002.

[19] 李小寒，尚少梅. 基础护理学. 4版. 北京：人民卫生出版社，2007.

[20] 吴在德. 外科学. 7版. 北京：人民卫生出版社，2008.

[21] 张松峰. 急救护理. 郑州：河南科学技术出版社，2008.

[22] 李映兰. 急救护理学. 长沙：湖南科学技术出版社，2005.

[23] 胡敏，王力群. 急危重症护理技术. 西安：第四军医大学出版社，2009.

[24] 张洪君. 急救护理使用手册. 北京：北京大学医学出版社，2007.

[25] 戴红. 临床急诊护理细节. 北京：人民卫生出版社，2008.

[26] 吕青，刘珊，霍丽莉. 现代急危重症护理学. 北京：人民军医出版社，2007.

[27] 毕清泉，李惠萍. 重症监护学. 上海：第二军医大学出版社，2007.

[28] 敖新. 急救护理学. 北京：高等教育出版社，2004.

[29] 张松峰. 急诊急救与重症监护. 西安：第四军医大学出版社，2005.

[30] 郭洪志，麻琳. 脑源性多器官功能障碍综合征. 济南：山东科学技术出版社，2009.

[31] 岳茂兴. 多器官功能障碍综合征现代救治. 北京：清华大学出版社，2009.

[32] 中华医学会重症医学分会. 《中国重症加强治疗病房建设与管理指南》(2006) // 中华外科杂志，2006.

[33] 中国卫生部. 《三级综合医院评审标准（2011年版）》（卫医管发〔2011〕33号）